无陪伴优质护理服务

主 编 李 彤

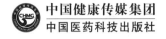

中国健康传媒集团

中国医药科技出版社

内 容 提 要

本书是讲述无陪伴优质护理服务的专著。全书分为开卷篇、管理篇、实战篇三部分，全面呈现了开展无陪伴优质护理的工作思路、实施步骤及所取得的阶段性经验和成果。全书依据国家卫生行政部门发布的各项政策、标准和规定，结合医院无陪伴优质护理改革实践进行阐述，既有理论支撑又有实战经验。本书可作为护理人员日常工作的行为指导用书，也可供相关护理管理者学习参考。

图书在版编目（CIP）数据

无陪伴优质护理服务／李彤主编. —北京：中国医药科技出版社，2019.2
ISBN 978－7－5214－0656－6

Ⅰ.①无… Ⅱ.①李… Ⅲ.①护理学 Ⅳ.①R47

中国版本图书馆 CIP 数据核字（2019）第 009653 号

美术编辑　陈君杞
版式设计　张　璐

出版　**中国健康传媒集团**｜中国医药科技出版社
地址　北京市海淀区文慧园北路甲 22 号
邮编　100082
电话　发行：010－62227427　邮购：010－62236938
网址　www. cmstp. com
规格　710×1000mm ¹⁄₁₆
印张　14¼
字数　217 千字
版次　2019 年 2 月第 1 版
印次　2019 年 2 月第 1 次印刷
印刷　三河市航远印刷有限公司
经销　全国各地新华书店
书号　ISBN 978－7－5214－0656－6
定价　**39.00 元**

编委会

主　编　李　彤

副主编　王凤梅　田　丽

编　委　（按姓氏笔画排序）

序

在医学事业蓬勃发展的今天，护理事业的发展也受到了政府和全社会的高度重视和支持。护理工作作为医院工作的重要组成部分，直接关系着医院的医疗质量，关系着人民群众的健康利益和生命安全，也关系着社会对医疗卫生服务的真实体验和满意程度。2010年是深化医药卫生体制改革的攻坚之年，护理迎来了改革的春天，全国卫生系统开展"优质护理服务示范工程"，给各医院护理工作搭建了更大更高的平台，是推动护理工作迈上新台阶，促进护理学科发展的一次难得的时代机遇。医院以此为契机抓住机遇，求真务实，开拓进取，积极推进无陪伴优质护理工作。经过多年的实践，广大患者、家属、社会充分感受到了医院护理服务的改善，取得了令人瞩目的成效。

2016年全国卫生与健康大会顺利召开，习近平总书记强调，没有全民健康，就没有全面小康。在推进健康中国建设、深化医药卫生体制改革的大趋势下，无陪伴优质护理工作进一步向纵深开展，护理专业内涵更加丰富，护理管理科学化水平显著提升，在促进人民群众健康方面做出了突出贡献。

当前，正值国家深入推进优质护理工作之际，放眼未来，护理事业的发展机遇与挑战并存。《无陪伴优质护理服务》一书由我院护理部历时一年多编写而成，资料整理、文字成稿等工作汇聚了多名护理专家的心血。全书分为开卷篇、管理篇、实战篇三部分，全面呈现了开展无陪伴优质护理的工作思路、实施步骤及所取得的阶段性经验和成果，也是对深化无陪伴优质护理服务的总结与提炼。此书依据国家卫生行政部门发布的各项政策、标准和规定，又结合了医院开展无陪伴优质护理改革的进展与成效，既有理论支撑又有实战经验，既具实用性又具创新性，是国内为数不多的细致讲述无陪伴优质护理服务的书籍，为护理管理与实践提供参考的依据。

栉风沐雨谋发展，砥砺奋进谱新篇。相信通过广大护理人员的共同努力，秉承"做好今天、争取明天，追求卓越、永无止境"的精神，不断探索创新，一定能够使无陪伴优质护理结出更加丰硕的成果！

天津市第三中心医院党委书记、院长

2018 年 12 月

前言

面对深化医药卫生体制改革的机遇和挑战，2010 年全国卫生系统开展了以"夯实基础护理，提供满意服务"为主题，以"患者满意，社会满意，政府满意"为目标的"优质护理服务示范工程"活动，并作为公立医院改革的一项重要内容。优质护理服务的深入开展，推动临床护理服务模式改革，顺应专业发展需求和患者多元化健康需求。医院以社会需求为导向，以优质护理服务为核心，为住院患者提供规范化、专业化的无陪伴护理服务，减少患者家庭陪护和送饭的时间成本，可有效缓解"一人住院、全家辛苦"的困扰，同时营造安静、整洁的休养环境，促进患者疾病康复。此举作为一项民心工程，获得了社会、政府和患者的一致好评。

当今，推广无陪伴模式下的优质护理已经是护理事业发展浪潮中的一股洪流。编者撰写《无陪伴优质护理服务》一书，旨在介绍无陪伴优质护理践行之路，通过无陪伴优质护理的服务文化、战略、管理和实践过程，为护理同行提供一定的参考依据，共谋，共赢，共发展！

全书共 3 篇 10 章：开卷篇、管理篇、实战篇，以模式创新为骨，以服务理念为髓。开卷篇阐述开展无陪伴优质护理的背景、思路、必要性等。管理篇从护理工作制度、护理人力资源管理、护理质量管理、患者安全、磁性医院文化建设等方面阐述无陪伴开展以来医院护理管理工作思路，使护理管理工作更加有据可依。实战篇围绕无陪伴保障体系、试点病房等内容展开详细论述，介绍了医院开展无陪伴的经验与成果。

撰写此书时，我们力求做到精益求精，并以此向读者描述一个真实的无陪伴优质护理实践历程。限于编者水平和时间限制，本书有疏漏与不妥之处在所难免，敬请同行指正，以助修缮。

编 者
2018 年 12 月

目　录

第三篇　实　战　篇

第一篇

开 卷 篇

引　言

熙攘的病房、大声的喧闹，到了夜晚，家属横躺竖卧在病房、走廊和楼道，加上杂乱的行李和铺盖，严重干扰了医疗秩序，甚至对患者安全造成威胁，相信这种现象在21世纪初曾经是很多三级医院的真实写照。试想一下，如果1名患者需要2名家属陪伴，一名家属负责看护，另一名家属负责一日三餐，那么一个三人间的病房就有至少9人出入，而病房的可活动空间有限，患者如何能在这样的环境中得到良好的休息？本就被疾病折磨，这样的环境是否更会激化患者焦虑紧张的心情？实施住院患者无陪伴的萌芽由此产生。

自1978年国家推行计划生育政策，2000年之后独生子女陆续进入婚育年龄并走向工作岗位，成为各行业的中流砥柱，"421"家庭模式呈现出社会主流倾向。独生子女在照顾住院父母方面往往显得"有心无力"，虽然非常想亲自照顾生病的父母，但由于各种原因却无法实现，工作、生活带来的各种压力让他们应接不暇，而外请护工又会担心照顾不好和经济问题。

在这种内外大环境的影响之下，实施"住院患者无陪伴"和"营养包餐制"，解决了患者及家属的后顾之忧。作为开展"无陪伴医院"的重点和难点，护理团队在"以患者为中心"的服务理念指引下，聚焦患者需求，开展了前所未有的改革，经过十多年无陪伴优质护理服务模式的洗礼，焕发出更加旺盛的勃勃生机，取得了令同行、社会、政府刮目相看的骄人成绩，实践证明，住院患者无陪伴是一项深入民心的工程。

第一章 传承与发展：开启无陪伴优质护理之路

第一节 医学与护理模式的转变

随着时代的变迁和政治、经济、社会以及管理思想等的改变，医学与护理模式也随之发生相应的变革，并在不同的文化中呈现不同的表现形式。从生物医学模式转变为生物－心理－社会医学模式是现代医学发展的趋势。护理已不再是简单的"照料、照顾"，护理模式亦从传统的以"疾病为中心"的功能制护理逐渐转变为以"患者为中心"的责任制护理与以"人的整体健康为中心"的系统化整体护理，进而发展至目前的责任制整体护理模式。

一、现代医学模式

现代医学模式起源于生物医学模式，从纯生物学角度研究宿主、环境和病因三大因素的动态平衡。随着人类社会发展和疾病谱的变化，人们逐渐认识到原有医学模式的不足，提出了生物－心理－社会医学模式。

（一）生物医学模式

18世纪以来，人们逐渐开始运用生物与医学联系的观点认识生命、健康与疾病。在关于健康与疾病的认识方面，人们认为健康是宿主（人体）、环境与病因三者之间动态平衡，这种平衡被破坏便发生疾病。这种以维持动态平衡的医学观所形成的医学模式，即生物医学模式。

从其对人体的健康和疾病的细节、本质和规律性的认识来说，生物医学模式是个巨大的进步，为人类健康、生存和繁衍立下了丰功伟绩，仅几年时间，就使急慢性传染病和寄生虫病的发病率和死亡率明显下降，取得了以控制急、慢性传染病和寄生虫病为主的第一次卫生革命的胜利。

生物医学模式在医学史上发挥了巨大作用，为人类的健康事业做出了重大贡献，但是随着社会的发展和科学技术的进步，其局限性也随之凸显，主要体现在只强调人的生物性，以疾病为中心，忽视人的社会性以及心理因素。20世纪以来，由于心理学和社会科学的发展及其对医学的渗透，心因性和社会因素性的疾病显著增加，日渐暴露出生物医学模式的缺陷，从而促使其向生物—心理—社会医学模式转变。

（二）生物－心理－社会医学模式

随着心理学特别是实验心理学的发展，如著名的白洛第（Brady）对猴子因情绪紧张而发生消化性溃疡的实验，大大推动了医学心理学和社会心理学的进展。同时，社会医学也获得巨大进步，其建立成为医学科学的一次革命。此外，自 20 世纪 50 年代以来，全球急、慢性传染病和寄生虫病的发病率和死亡率明显下降，心因性和社会因素性疾病显著增加，疾病谱和死亡谱发生了根本性的变化，心脑血管疾病、肿瘤和意外死亡上升至前 3 位。为此，1977 年美国罗彻斯特大学精神病学和内科学教授恩格尔（Engel）在《需要新的医学模式：对生物医学的挑战》一书中，率先提出需要创立一种有别于生物医学模式的新模式，即生物—心理—社会医学模式，并指出："生物医学逐渐演变为生物－心理－社会医学是医学发展的必然"，引发了全球学者的共鸣。

生物－心理－社会医学模式既把人看作"自然人"，又把人看作"社会人"；既把疾病的发生和发展看作是一种生物学状态的变化，更看作是心理状态和社会适应性的变化。生物－心理－社会医学模式的建立，将有助于解决传统的生物医学模式难以解决的问题，以更好地满足人类发展医学、防治疾病、促进健康和提高生活质量的目的。

二、护理模式的变迁

护理模式是人们对人、健康、环境、护理等问题的思维方式和处理方法，是护理目标、方法和价值的形式。护理模式的客观基础是护理实践，随着医学模式的发展而发展，是医学护理实践的产物。每一次护理模式的转变都是一场深刻的变革，具有先进性。

（一）功能制护理模式

第二次世界大战期间，受护理人员短缺和生物医学模式的影响，功能制护理应运而生，其护理标准是按照工作内容分配，如同工厂的流水作业，强调事物各部件的功能。功能制护理将整个护理工作的内容归纳为处理医嘱、打针发药、巡回观察、重症监护等若干功能类，每一功能类由 1～2 名护士负责，各司其职，互不干扰。

功能制护理具有以下特点：①患者同时接受不同护理人员的片段式护理，每名护理人员只关注患者疾病的某一部分，容易忽略患者的需求和病情变化；②患者容易不知所措，因为一天当中会看见很多不同的护士；③护士会因为每日单调重复的工作而缺乏挑战性，对工作产生厌倦感；④护士主观能动性的发挥受到一定程度的限制和制约。虽然功能制护理便于组织管理，有利于节省时间和人力，特别是在人员少、任务重的情况下，能够最大限度地发挥人力资源的作用，但是该模式忽略了对患者病情疗效以及心理状态的系统了解，并没有真正满足患者的整体需求。

（二）责任制护理模式

随着病本位理念向人本位理念的转变，患者的需求日益受到重视，从而促进了护理模式的变革——由功能制护理模式转变为责任制护理模式。所谓责任制护理，就是从患者入院到出院都由一位责任护士向患者提供护理服务的模式。南丁格尔在《护理札记》中提到，一个患者被四个人同时照护发生不良事件的可能性要比一个人同时照顾十个患者发生不良事件的可能性还要大，这是因为第一种情况下根本不知道谁能负责任。责任制护理强调以"患者为中心"，以生物—心理—社会医学模式为前提，把人看成是"社会的人"和"具有心理活动的有机整体"，实施程序化全面护理，对患者 24 小时负责。责任制护理改变了原有的工作方法，从机械式的功能制转变为应用护理程序实施护理措施，护士除执行医嘱外，还要为患者进行心理护理和健康教育。这一模式增强了护士的责任感，同时也提高了患者的安全感和信任感，使护患关系更加密切。但是，责任制护理采取8 小时在班，24 小时负责的专人负责制度，这种责任制度过于理想化，它虽然保证了专人负责，但无法保证 24 小时连续性负责。此外，责任制护理模式仍把基本操作技能等列为职责和评价标准的主要内容，在实施责任制护理中，主要是根据不同护理等级对患者的"三短""四无""六洁"等提出要求，对护理程序的运作没有涉及，实际上仍是以疾病为中心时期所注重的方面作为评价内容，评价的方法也仅是终末质量检查。

（三）系统化整体护理模式

20 世纪 90 年代中期，美国乔治梅森大学护理教授袁剑云博士多次来中国讲学并根据中国国情，设计出系统化整体护理模式，这是对责任制护理进行改进的综合护理，是从中国的护理实际现状出发，从护理发展的需求而提出的。系统化整体护理主要强调人性化服务，以"人的整体健康"为中心，以现代护理观为指导，以护理程序为框架，环环相扣、协调一致，为服务对象提供包括生理、心理、社会、精神、信仰和文化等各方面全方位的最佳护理。系统化整体护理强调护理过程的系统性与整体性，并不一味地要求一对一的负责方式，可以根据实际情况选择灵活的分工方式，保证患者 24 小时有人负责。

（四）责任制整体护理模式

责任制整体护理是整合责任制护理和系统化整体护理模式的优势发展而来的一种全新的临床护理服务模式，是对护理工作的重大改革。2010年，国家卫生行政部门启动了旨在使护理工作"贴近患者，贴近临床，贴近社会"和"夯实基础护理，提供满意服务"为主题的"优质护理服务示范工程"活动，以期达到"患者满意，社会满意，政府满意"的总体目标。在这种形式下，"以患者为中心"的责任制整体护理应运而生。它是指所有临床护士均直接分管一定数量的患者，使每位患者有一名固定的护士负责。责任护士按护理程序，负责评估、计划、执行符合患者健康需要的身心整体护理方案，为患者提供整体、连续、协调、个性的护理，最大化满足患者的健康需求。作为优质护理服务实施中的核心部分，责任制整体护理适应了社会经济发展需要，满足了人民群众日益增长的医疗护理服务需求。

第二节　开展以患者为中心的优质护理服务

随着社会的进步、环境的改变和人类生活方式的变化，护理服务的理念和内涵也随之改变。美国医生特鲁多（Trudeau）在其墓志铭上曾写下"Sometimes cure；usually help；always comfort（有时是治愈，经常是帮助，总是去安慰）"，阐释了医学和护理科学在具有局限性的同时，更是饱含人文精神的科学。现阶段，为患者提供最优质的护理服务是全世界各国护理工作者的一致追求，在这一过程中，"以患者为中心"是根本原则，患者满意是最终目的。

一、树立以患者为中心的服务理念

早在1950年，美国就提出过"以患者为中心的医疗服务"。1988年，Picker机构将"以患者为中心医疗服务"定义为以下8个方面的内容，包括就医途径、尊重患者的价值观和偏好、沟通和患者教育、医疗服务的协调、情感及心理上的支持、生理上舒适感的支持、家人和朋友的参与、出院和后续治疗转换的准备。目前在美国普遍定义的"以患者为中心医疗服务"是由患者和家庭为中心医疗机构（Institute for Patient – and Family – Centered Care，IPFCC）所提出的，主要包括以下四个核心概念：①维护患者尊严和尊重患者。医护人员需要听取患者及家属的观点并尊重患者及家属的选择，患者和家属的知识范围、价值观、信仰和文化背景都应在提供医疗服务时被考虑到。②信息共享。整个治疗过程中，医护人员应与患者及家属共享完整的、无偏倚的信息，并使用患者及家属能够理解的语言（非专业术语），确保患者和家属接收到及时、完整和准确的信息，以便有效地参与医疗决策。③参与。鼓励并支持患者及家属参与到整个治疗过程中，并与医务人员共同进行医疗决策。④合作。患者、家属、医护人员和医院领导共同在以下几个方面进行合作及改善：医院政策和项目的发展、实施、评估，医疗机构内部的设计，医护人员以患者为中心的培训，整个医疗服务的传递。

在我国，自2005年国家卫生行政部门开始开展了"以患者为中心，以提高医疗服务质量为主题"的医院管理年活动，旨在探索建立医院科学管理的长效机制，深化"以患者为中心"的服务理念，不断提高医疗服务质量和水平，使医疗服务更加贴近群众、贴近社会。活动期间，国家卫生行政部门成立专家组赴各地督导检查，特别是检查处于全国医疗行业领头羊的三甲医院，对提高我国医院医疗质量、确保医疗安全、提高医疗服务水平有着深刻影响。《2010年"优质护理服务示范工程"活动方案》中，明确提出要将"以患者为中心"的护理理念和人文关怀融入对患者的护理服务中，在提供基础护理服务和专业技术服务的同时，加强与患者的沟通交流，为患者提供人性化护理服务；同时，还要不断丰富和拓展对患者的护理服务，在做好规定护理服务项目的基础上，根据患者需求，提供全程化、无缝隙护理，促进护理工作更加贴近患者、贴近临床、贴近社会。自此之后，"以患者为中心"的优质护理服务逐渐在我国得以开展，每5年一次的国家护理事业发展规划均将其列为重点工作内容之一，在更好地服务于人民群众健康需求的同时，极大地促进了整个护理学科的发展和进步。

二、全面落实优质护理工作模式

开展优质护理服务，实行扁平化的责任制整体护理模式是护理模式改革的核心。正如前面对责任制整体护理模式阐述的那样，所谓扁平化责任制整体护理模式，是指按照护士层级管理要求，每名护士负责6~8名不同护理级别的患者，全面落实基础护理、病情观察、治疗用药、康复指导、健康教育、心理护理等各项工作，为患者提供入院—住院—出院的全程、全面的优质护理服务。优质护理工作模式具有以下特点。

（一）全面负责，为患者提供连续护理服务

责任制整体护理要求责任护士全面履行护理职责，为患者提供全方位、无缝隙的护理服务。护士的主要工作已不再是单纯被动地执行医嘱和完成各项技术操作，而是要全面系统地评价患者在心理、社会、精神、文化等方面的整体情况，从而最大程度地帮助患者达到身心社会精神的完好状态，实现护士对患者连续系统的治疗和护理，提供全方位的人性化护理服务，最大限度地满足患者的健康

需求。

（二）分床包干，落实护理工作职责

责任制整体护理模式分工明确，责任到人，患者入院—住院—出院的全程都有一名护士负责，提供连续专业化的护理服务，从而最大限度地保证患者获得较高质量的护理服务。这种模式优化了护理分工方式，确保了对患者的生活护理、病情观察、各项治疗、健康指导等措施落到实处，切实解决了患者的临床护理问题，减少并发症的发生，有效促进了患者的康复。这样既丰富了护理专业的内涵，也促进了护士自我价值的实现和专科护理水平的提升，同时保证了护理人员为患者提供更加优质的护理服务。

（三）分层使用，体现岗位能级对应

护士分层使用对于提高临床护理工作效率和护士工作满意度具有十分重要的意义，是责任制整体护理服务模式的核心。以临床业务能力、工作业绩、综合素质为核心要素，兼顾护士工作年限、学历、职称等基本条件，对护士进行分层管理，将护士分层与岗位任务和要求相对应，临床护理岗位的设置可以根据各科室临床护理工作情况，参照不同工作内容对临床护士能力要求的差别而划分不同类别，一般分为五级，具体描述为 N_0、N_1、N_2、N_3、N_4，不同级别护士承担相应岗位的工作内容。

护士的分层级使用也为高层级护士提供了充分发挥业务知识和能力的条件。高层级护士担任技术难度大和危重患者的护理工作，一方面能够较好保障患者安全，另一方面给予高层级护士更多的权利和责任，可促进其自我实现并获得成就感，最终达到稳定护士队伍，提高护理专业能力，提升护理质量。

第三节　无陪伴优质护理践行之路

一、创新优质护理服务，爱心呵护每位患者

为住院患者提供全方位、全天候的精细化护理，让患者满意，家属放心。加强护理行为规范管理，建立优质护理服务行为规范手册，包括出入院、巡视病房、生活照护等共 136 项，为患者提供精准贴心的照护。实施人性化护理服务，从鼻饲、导尿、灌肠、服药等治疗护理到剪指甲、洗头、喂饭、翻身拍背等基础护理，专门制定一整套个性化科学操作规程与优化流程护理套餐，实现患者在住院期间全程、无缝隙护理；建立 32 个病种入院—住院—出院全程规范的健康教育路径，保证健康教育的完整性和科学性；采用各种体位垫为手术、长期卧床、

特殊治疗如俯卧位通气等患者提供舒适护理、降低并发症，关注患者全身心的全面整体照护。在细节上让患者体验到无陪伴优质护理的温暖，比如患者杯中总有半杯凉白开，随时能喝到温水；夜间巡视病房时使用手电观察胸腹部起伏，以免灯光照醒患者，细微之处闪耀人性化护理的光芒。

二、提升护理质量内涵建设，保障患者安全

患者安全无小事。自无陪伴开展以来，如何更好保障患者安全一直是医院领导深入研讨的问题。2006 年，护理部在国内首创预防意外跌倒评估体系，建立预防意外跌倒流程管理，即因素评估—多学科健康教育—多学科干预—应急预案。多年来依据指南更新不断修订，有效地降低了住院患者跌倒的发生率。2016年住院患者跌倒发生率为 0.010‰，低于全国平均值 0.056‰。建立深静脉血栓形成风险评估、意识障碍评估、早期风险预警评分等 13 项安全评估系统，设计17 种安全警示标志，对患者从入院到出院进行全面的安全管理，有效防范了各类意外事件的发生。落实护理技术规范和服务指南，依据原国家卫计委颁布的静脉治疗护理行业标准修订静脉治疗护理技术操作规范，制定易致静脉炎高危药品分级标准及预防措施，并进行培训—推广应用—考核，覆盖全体护士，规范临床护理行为，保证患者用药安全。采用国际先进的"ISBAR"规范化模式为患者实施转入、转出、手术、检查等环节的交接。开展护理敏感质量指标引导下的持续质量改进，将国家护理质量数据平台的指标与医院无陪伴病房患者安全护理敏感质量指标联合应用，进行结构—过程—结果三维立体质量改善。2017 年留置导尿管相关泌尿系感染发生率由 1.675‰降至 0.37‰，达到护理质量管理的科学化、精细化，有效保证了患者安全。

三、加强护理岗位管理，激励广大护士工作积极性

人员是实施无陪伴的基础。护理岗位管理作为护理人力资源管理中的重要环节，是调动护士积极性、稳定和发展临床护士队伍，进而促进无陪伴优质护理服务顺利开展的有效途径。自无陪伴开展之初，即对医院护理岗位进行了重新梳理，本着因需设岗、能级对应、患者利益、合理结构、优化组合、动态发展等原则，依据临床工作能力、资历、学历等将临床护理人员分为四级，分别为三级技术护士、二级技术护士、一级技术护士和助理护士，不同级别护士负责不同病情轻重患者。完善不同岗位护理人员绩效考评机制，建立激励性护理绩效管理体系，进一步激发广大护士的工作积极性，提高其工作满意度。大力培养专科护理人才，自 2011 年获得国家临床重点专科建设项目（临床护理）以来，陆续培养

ICU、急诊、糖尿病、伤口造口、血液净化等领域专科护士百余名，从而为无陪伴病房的患者提供更加专业化的优质护理服务。

四、完善支持保障系统，助力无陪伴顺利前行

俗话说，"机遇与挑战并行"，实施住院患者无陪伴后，护理工作量大大增加，护理人力资源相对不足成为亟待解决的问题。为此，医院招聘了近多名女职工成为康复助理，经过规范的上岗培训，康复助理在护士指导下工作，承担患者的生活照护，比如打水、更换床单、喂饭等，由护士长对康复助理的工作质量进行监管，由此康复助理成为护士工作的有力助手。建立消毒供应中心、运送中心、静脉药物配置中心等完善的支持保障系统，消毒供应中心实施集中供应，承担全院物品的消毒灭菌；运送中心负责全院各病区的住院患者陪检、标本送检、取药等；静脉药物配置中心，将临床上长期治疗集中配制。医院多部门通力协作，为临床一线服务"换挡加速"。总务、设备、物资、保卫等后勤科室每日深入病区实施主动服务模式，形成全院工作服务于临床的格局，进一步节省护士的时间，真正做到"把时间还给护士，把护士还给患者"，助力无陪伴顺利推行。

第二章 创新与实践：建立无陪伴优质护理管理体系

　　2010 年 1 月，国家卫生行政部门出台了《住院患者基础护理服务项目（试行）》，首次推出了无陪伴病房。如何将无陪伴完美落实，促进优质护理向纵深发展，实现患者、医护、医院和社会多少受益，是摆在护理管理者面前的重要课题。

第一节 护理质量文化建设

　　医院文化是从企业文化衍化而来，是美国学者在 20 世纪 80 年代初首先提出并很快流行于世界的一种管理思想。医院文化是当代医院管理理论的重要组成部分，有人称之为"管理之魂"。从宏观上讲，医院文化是医院在建设和发展过程中逐步形成的物质文明和精神文明的总和；从微观上讲，医院文化是医疗机构在日常运行管理中逐渐沉淀积累形成的并被全体职工所接受和认可的一种组织氛围、道德规范、行为准则和价值取向以及反映在组织外对医疗机构整体的认知和定位。医院高超的医疗技术和可靠的医疗质量可以内化为医院文化，同时医院文化又可以固化某些约定俗成的质量行为，不仅可以提升医院的软实力，还可以促进医疗服务、医疗技术等发挥增值叠加效应，我们称之为医院质量文化。质量是医院生存和发展的生命线，提高医疗质量，确保医疗安全，将"质量第一，生命至上"的文化理念融入医院文化，这既是管理模式的升华和创新，也是文化内涵的深刻体现。

　　"一年发展靠机遇，十年发展靠机制，百年发展靠文化。"文化建设是医院管理的最高形式，是医院持续快速发展的灵魂。自无陪伴开展以来，护理部注重护理质量文化的建设。从护理质量文化内层（精神层），中层（制度层），外层（物质层）三方面加强质量文化建设。内层主要体现在质量价值观、质量意识与理念、质量道德观方面；中层包含质量方针、质量目标、质量管理体系、标准制度等；护士的质量行为、质量宣传教育、开展质量月活动等都归属于护理质量外层。建立持续改进、追求卓越的理念，不断地对制度层进行完善，使其适应"以人为本、以文化人"的管理理念，且成为护理人员自觉遵守的行为准则，质量文化外层才会呈现出长久、真实的卓越。

一、加强护理质量精神文化建设

精神文化是护理质量文化的核心，建设符合医院特点的护理质量文化，同时抓好灌输认同，把理念与护士行为相结合，形成一种行为习惯，在实际工作中认真落实。把"保持良好的护理职业道德，注重护理质量持续改进，为人民群众提供满意乃至超值的服务"作为全院护士的质量价值观。积极开展创优争先活动，评选"星级护士站""最美护士长""好护士""技术能手"等，通过表彰优秀病区和护士，树立典型，充分调动护士积极性。同时，开展"关爱生命，磁性护理""创新发展，激发活力，包容共享，人人参与"为主题的系列活动，努力营造团结进取、敬业爱岗的护理氛围，使护理人员自觉将护理质量文化理念体现在护理工作中，把护士的质量观念从单一的"微笑服务"引向"创新技术，提升质量"的高度。

有一名夜班护士，凌晨3点时科室的呼叫系统意外失灵，该护士立刻通知后勤部门派人修理，在维修人员修好之前，她担心患者会有事无法呼叫，便逐个病房巡视，一刻不停地巡视了2个小时。这名护士的行为已经高出行为规范与标准，形成了文化。其实没有规范要求呼叫器坏了之后就必须一刻不停地巡视病房，她完全可以按照分级护理规定定时巡视，但是她想到如果患者无法呼叫时怎么办，所以只要有益于患者的事情就去做，养成了习惯，但是这种习惯并不是与生俱来的，它是在感受"以人为本"的护理氛围和高度关注患者安全的护理行为中逐渐形成的，这就是护理质量精神文化在具体工作中的真实体现。

二、完善护理质量制度文化建设

制度文化是开展护理质量文化的保障。规章制度是医疗机构和医务人员的工作依据和"指南"，在保证医疗质量和安全方面有着举足轻重的作用。医院确立的质量价值观要融入规章制度之中才能得以落实。质量制度是培养质量价值观、质量意识与质量态度的有力工具。在无陪伴开展之初，护理部即建立了完善的护理规章制度，把质量标准交给护士，让护士知道做什么，怎样做，自觉有效地控制护理行为，保证护士的个体行为统一在质量文化要求下。

三、落实护理质量物质文化建设

物质文化是开展护理质量文化的落脚点。是护士的有关文化要素表露在社会上的外观形象，是医院护理精神的动态反映。医院积极开展护士形象工程建设，加强护士综合素质的培养、知识更新和技能的提高，建立多渠道、多层次、多形式的护士培训，强化护士继续教育，积极开展循证护理实践，跟上时代发展的步伐。另一方面，加强护理行为规范管理，建立优质护理服务行为规范，统一礼仪服务用语及流程，使标准和制度真正融入护士个人行为中，为患者提供精准贴心的照护。

护理质量文化建设是一种无形的软实力，体现在全院各个病区、每位护士的言行举止之中。只有在关注护理质量文化的耳濡目染和熏陶下，确保每位护士在每个环节严格按照各项管理制度规范执行，才能确保护理质量的不走样、不偏差，实现全程无缝隙衔接的高质量服务，塑造无陪伴护理品牌。但要真正推行好护理质量文化，必须秉承"人本管理"和"柔性管理"理念，注重护士的物质需求和精神需求，保障护士的劳动安全和合法权益，也要切身实地为护士个人的职业发展着想，从内到外，从员工的内心深处去激发对于工作的热情及对护理事业的忠诚，而不是要护士简单地服从管理。依靠这种人事共赢的理念，才有助于培养护士的共同质量价值观，形成一个和谐向上、充满活力与朝气的组织和与护士自我价值实现相一致的利益、文化、精神共同体。

第二节　人才驱动创新发展

"创新是一个民族进步的灵魂，是一个国家兴旺发达的不竭动力"。国运兴衰，系于创新，对医疗护理行业而言也同样如此。当前医学研究模式已经产生了深刻变化，医疗机构不但需要承担着治疗疾病的任务，同时还需要肩负诊疗、康复、保健、预防等多种职能。为了适应这一变化，医院一个重要的着眼点就是主动适应国家创新战略要求，将医院管理创新发展摆在医院建设的突出位置。如果我们墨守成规，不敢去打破常态，我们就无法实现进步、实现超越。医院坚持以创新管理理念来引领全院快速发展，提出了"以人为本、诚信服务、科学管理、创新发展"的口号，激励鼓舞着一代又一代员工拼搏进取。

一、创新驱动——人才驱动

"人才是创新的根基，创新驱动实质上是人才驱动"。创新活动需要人才，创新实施也需要人才，人才是医院的第一资源，是决定医院未来命运的核心力量。21世纪是知识经济蓬勃发展、人类健康素质迅速提高的新时代，也是医学和生命科学发展的新纪元。科技的发展、社会的进步无疑对医疗卫生事业的发展和医疗服务模式提出更高的要求，特别是护理学科面临的挑战更大。护理事业应顺应社会发展新需要，更新观念、知识和技术等，培养高素质创新性应用型护理人才，促进学科快速发展。

作为医院员工的大主体，护理团队在发展创新的道路上不断前行。护理部实施垂直管理组织体系，科学设置护理岗位，护士分层级管理，极大地激发护士的积极性和创造力。医院为护理人员搭建公平、公正的平台，满足自我价值的实现。实施护士长、三级技术护士、教学老师、全科护士等按能力择优竞聘上岗，选拔优秀护士充实到护理管理队伍中。注重人才培养及使用，建立"以需求为导向，以岗位胜任力为核心"的护士培养机制，包括护士长、专科护士、全科护士、低年资护士等8个培训模块，不同模块不同内容，贴近实际需求。培训形式多元化，采用"请进来，走出去"等形式，选派近百名护理骨干分别赴美国、新加坡、澳大利亚等地参加国际交流学习，近千名优秀护士赴北京、上海、杭州等知名医院进修学习，近万人次参加各种学术会议，了解国际国内先进护理理念、专业发展和管理结构等，应用到临床实践。所谓"术业有专攻"，时代在进步，护理学科也不断向着专科层面深化，护理部选拔专业素质及能力强的护士参加国际、国内专科护士认证培训，打造一支专业技术过硬的专科护理队伍，适应临床护理工作发展的需要；开设糖尿病、PICC、腹膜透析、伤口造口专科护理门诊，专科护士定期出诊，运用专业知识和技能为患者高质量的护理服务。

二、创新驱动——信息主导

创新发展离不开信息化。在当今数字化时代，随着信息技术在医疗卫生领域的广泛应用，为医院管理者提供了更加科学的管理手段，信息化建设也被原国家卫计委列为深化医改的重要任务之一。医院生存与发展新的竞争焦点也聚焦在掌握和利用信息技术的能力。作为医疗主体重要部分的护理工作，信息技术在护理工作领域得到越来越多的研发应用。

随着智慧医院的深入建设，医院将大数据、物联网等技术融入护理工作的各个环节，实现信息技术与医院护理工作的有机结合，促进业务流程的规范和优化、信息系统的整合和信息资源综合利用。不断改进和完善护理信息化体系，在优化临床护理服务流程、提高护理管理效能的同时，进一步提升了护理质量，更好保障了患者安全。基于大数据平台下建立的护理信息系统全面覆盖了住院患者信息管理、医嘱处理、药物管理、绩效管理、不良事件实时监控、护理质量评价、人力资源管理等，形成了一个有机统一的整体，实现数据从量变到质变的升华，极大方便了临床护理和护理管理工作，有效地节约了单位时间内的人力成本，真正达到优质高效管理。

第三节　打造无陪伴优质护理品牌

"无陪伴品牌"代表了医院的声誉，是宝贵的财产，同时，作为一种重要的无形资产，无陪伴品牌在医院的发展历程中彰显了其品牌的经济价值与社会价值。"罗马城不是一天建成的"，无陪伴优质护理品牌亦不是一蹴而就的。为了满足患者的需要，护理部不断更新护理服务标准及工作要求，实施了一系列创新性的服务举措，最终使护理工作从"满意服务"向"感动服务"转变，铸就了护理专业在行业内的地位。

一、开展特色护理服务

随着人民群众生活质量的提升，患者的需求也呈现出多层次、多形式、多样化的特点。各病区积极开展特色服务，设计制作了个性化的健康教育手册与手语交流图册。由于收治的患者大部分都是脑梗死、脑出血的老年患者，神经内科针对性地开展"健康之路"特色护理服务，将专业训练融入了护士的爱心和情感，伸手、握拳、上举、张口、伸舌、鼓腮等对健康人群来说极其简单的动作，临床护士需要耐心细致、不厌其烦、一遍又一遍进行重复指导，这是神经内科护士们每天都要做的事情；内分泌血液科每年要收治上千例糖尿病患者，作为糖尿病治疗的重要一环，糖尿病专科护士每天在病房内带领患者做功能锻炼操，帮助患者掌握正确的康复锻炼方法，减少和预防了并发症，提高了患者的生活质量；肝胆外科开展加速康复外科，医护合作，根据患者特点制定个性化加速康复护理计划，包括术前教育、术后镇痛、尽早下床等从入院到出院全程护理，促进患者早日康复。护理服务在纵横交错的优质服务网络间，展现出"百花争艳"的品牌服务景象。

肝胆外科开展"五心天使精心呵护——加速康复外科"。有一例胆总管结石的患者，一位65岁的老人，对疾病的认知较少，接受能力也较差，护士以"五心"护理要求为准则（即耐心、细心、爱心、信心、恒心），在手术前反复向其讲解术后早期活动的优点及方法，带领他学习直至掌握。术后6小时，患者清醒后，他克服了术后不适，主动进行了床上活动，他的表现给了护士很大的震撼，同时又使护士感到很欣慰。在手术后24小时，护士与医生共同评估患者生命体征，疼痛耐受后扶他坐稳，之后在床边站立，家属非常担心患者伤口疼痛、裂开或体力不支，经过护士耐心的解释以及患者出色的表现，家属紧皱的眉毛渐渐舒缓，质疑的表情渐渐消退，终于放下了心中的石头。在接下来的几天，护士在评估患者各项指标正常的情况下，逐渐增加活动量，每当探视时，患者都得意地对家属讲述每天的进步，"我今天又前进了一步!"。家属也反馈说把患者交给医院非常放心。看到患者及家属如此的信任，护理同仁们更加坚定了信心，对今后的工作也是一个极大的鼓舞。

二、满足患者健康需求

通过不断的创新与改革，优质护理服务可延伸到门急诊、手术室、血液净化中心等特殊科室，为患者提供全方位、全周期的最优照护。为了全方位解决"看病难"问题，减少患者在门诊的停留时间，将更多的时间还给患者，全力打造智慧门诊，依托先进的信息化手段和网络数据平台——微信、APP、支付宝、自助机等，即让患者动动手指即可实现预约、挂号、缴费、查报告等，告别门诊就医的"七长一短"，彻底"颠覆"传统诊疗流程，开创出独具特色的多渠道预约、实名制就医、自助机服务和多渠道结算模式，一举达到方便患者就医、方便医护工作、方便管理决策等目标。

为了更好满足出院患者的健康需求，保证护理服务的连续性，医院面向社区开展肝硬化、脑梗死等慢性病延续服务，实现住院、门诊、社区及家庭的对接，让广大患者得到实实在在的实惠。搭建医护患交流的平台，定期举办联谊会、肾友会、孕妇学校等，通过三方互动，提高患者自我管理水平，鼓舞患者生存信心。开展孕妇学校，开设助产士门诊，实现以母婴为中心、家庭为主体的院前—院中—院后全程连续化护理服务模式。加入中国南丁格尔志愿护理服务总队，志愿者们奔赴基层，深入社区，开展以疾病预防、护理科普、慢性病家庭自我护理、康复指导等为主题的健康讲座、咨询及急救技术公益培训活动，把健康知识传播到整个社会，提高居民自我保健意识及技能，使众多濒临险境的生命绝处逢生，为全民健康保驾护航。我们的付出得到了患者及家属的肯定，患者放心地让家属离开，而家属也满意地将患者交给医院。一位退休教师曾用诗句表达了他的心声，"白衣仙女与仙童，待人温和法高明。齐心驱赶无常客，尽扫阴霾救众生"。

三、提供患者满意服务

俗话说人民健康利益无小事，患者满意就是标准。医院在无陪伴推行过程中一直关注着一个问题，那就是患者的就医体验——患者满意度。"金杯银杯，不如老百姓的口碑"。秉承这样一种理念，医院开创了"营养包餐制""无陪伴"

的历史新局面，从患者角度衡量护理运行、管理和发展的每个细节，从优化服务流程、创新服务举措、提高服务效率、改善服务态度、美化服务环境、打造服务品牌入手，创造超越患者期望的增值服务，提高社会和百姓的满意度。护理团队在改革创新的道路上用坚持和梦想书写了护理事业的传奇，开创了无陪伴优质护理服务的先河。

2005年，李玲（化名）87岁的老父亲因胆管堵塞需要做胆管支架的手术，老人有三个子女，其中两个儿子在国外，一个女儿在南方，无人照料，听闻医院开展无陪伴护理，便来到肝胆外科住院。生活不能自理，又没有家属照顾，只靠护士能行吗，老人心中充满了疑虑。

进入病房的刹那间，他的疑虑消除了一半，老人回忆，护士主动接过轮椅，并送上亲切的问候，那热情洋溢的笑容犹如天使。住院期间医院提供从打针、输液、健康教育、心理护理等专业服务到喂食、协助大小便、洗脸、漱口、擦身、泡脚、洗头、餐前洗手、剪指甲等生活护理的全环节护理服务。住院一周后老人表示："家属不在身边，护士解决了我所有的身心问题。"这不是什么特殊待遇。无陪伴病房提供的就是全天候的专业和生活护理，从患者入院时的第一声问候到出院时的最后一声道别，时时让温馨相伴，健康随行。

古人云："老吾老以及人之老，幼吾幼以及人之幼"。是的，"患者需要的就是我们要做的"，只要我们用真情，用真爱，用满怀深情的奉献精神，一定能为患者提供优质的护理服务，让患者感受到这是一个充满关爱、处处为患者着想的医院。

第二篇
管理篇

第三章　优质护理制度与流程

自人类社会开始有组织活动，便有了制度的出现，它规定组织成员可以做什么、不可以做什么、什么人对什么事负责，什么行为会带来什么样的后果。不论哪个领域，人们都要面对既定的制度，它是人们生存的土壤，呼吸的空气，行动的边界。流程则是组织成员做事的先后顺序，它是对制度中可以做的事情的延展和细化，是制度的必要补充。本章主要介绍无陪伴病房的护理工作制度与流程，展示其运作机制及发挥的重大作用，从而为读者提供参考。

第一节　概　　述

随着医学技术的快速发展，护理工作的难度和风险在不断增加，对护理管理提出了新的挑战。建立一套完善的制度体系和工作流程，是提高护理质量必不可少的前提和基础。那么护理制度的内涵究竟是什么？制度与流程具有什么样的联系？二者如何相辅相成，共同推动护理工作的进步？本节将予以详细说明。

一、护理制度与规范化护理行为

（一）"无规矩不成方圆"——制度的起源和定义

任何复杂的问题其实都可以用简单的事例加以说明。英国历史学家阿克顿（1834~1902）讲过的"分粥故事"，就可以帮助我们很好地认识制度的起源。

分粥故事：有七个人曾经住在一起，每天分一大桶粥。但是，粥每天都是不够的。一开始，他们抓阄决定谁来分粥，每天轮一个。于是乎每周下来，他们只有一天是饱的，就是自己分粥的那一天；后来他们开始推选出一个道德高尚的人出来分粥。强权就会产生腐败，大家开始挖空心思去讨好他，贿赂他，搞得整个小团体乌烟瘴气；然后大家开始组成三人的分粥委员会及四人的评选委员会，互相攻击扯皮下来，粥吃到嘴里全是凉的。最后想出来一个方法：轮流分粥，但分粥的人要等其他人都挑完后拿剩下的最后一碗。为了不让自己吃到最少的，每人都尽量分得平均，就算不平，也只能认了。大家快快乐乐，和和气气，日子越过越好。

本故事中，同样是七个人，不同的分配制度，却有不同的效果。这个故事告诉我们，建立一种公平合理的规章制度对保证组织内部的和谐稳定至关重要。

一直以来，不同领域的学者对于制度赋予不同的含义。据统计，关于制度的定义至少有200种。斯科特说："制度是社会思想和理论中最古老的、使用频率最高的概念之一，并且在漫长的理论进程中不断展现出新的含义；就像一艘船的外壳，旧的一层附着物还没有脱落，新的一层又附着其上。"

综合学者对制度的各种定义不难发现，制度实际上就是人们在交往和经济交易过程中形成的约定俗成的一般思维习惯和行为准则，包括法制法规、习俗、惯例与道德规范。制度的功能和主要意义是约束人们的行为以降低社会交易成本，维持社会交往秩序，是一种被相对普遍认可的社会规范。

（二）护理制度的内涵

护理制度是医院制度的重要组成部分。从管理的角度来讲，护理制度是医院内部用来约束和协调全体护士的行为规范、活动程序和方法规范。从技术角度来讲，护理制度是护理人员长期护理工作实践的科学总结，反映了护理工作的规律和特点。护理工作精细、复杂、涉及面广，要做到对患者24小时不间断的治疗、护理和病情观察，满足患者需求，必须有健全的规章制度，才能使各级护理人员在工作中有法可依、有章可循，达到护理工作的规范高效、持续深入运行。

一般来讲，护理制度包括护理管理制度和护理核心制度两大类。其中，护理管理制度主要包括护理部管理制度、护理人力资源管理制度、护理教育制度、患者安全护理管理制度、特殊科室护理管理制度等；护理核心制度包括查对制度、交接班制度、分级护理制度、患者身份识别制度、药品管理制度、安全输血制度、危重患者抢救制度、护理文书书写管理制度等。这些制度从不同方面约束着临床护士的各种护理行为，有利于增加护理工作的安全性和规范性，从而提高护理质量。

二、护理流程管理

从最朴素和最直接的角度看，我们按照条理和顺序做事情的过程，就是流程。《尚书．盘庚上》有云："若网在纲，有条而不紊"。这句话的意思是说只有把网结在纲上，才会有条有理不紊乱。这里的纲就是结网的主绳，所有其他绳子都围绕着主绳来结，就会形成一张有条而不紊的网。由此，后人在形容一个人做事有条理时，往往会说"有条不紊，井然有序"。

流程是保证制度贯彻落实的一系列活动，它以追求组织的简单化和高效化为目的，强调以顾客为中心，进行组织、技术、人员重建，目的在于提高组织业务绩效。流程化管理模式最早在 1990 年起源于业务流程再造（Business process re-engineering，BPR），由美国哈佛大学博士迈克尔．哈默（Michael Hammer）教授和 CSC Index 首席执行官詹姆斯·钱皮（James Champy）提出。BPR 是指对企业的业务流程作根本性的思考和彻底性的重建，其目的是在成本、质量、服务和效率等方面取得显著改善，使企业能够最大限度地适应以"3C"——顾客（customer）、竞争（competition）、变化（change）为特征的现代企业经营环境。流程化管理模式正是这样一种基于业务流程进行管理、控制的管理模式，具有以下特点：

1. 强调以流程为导向的组织模式重组，以追求企业组织的简单化和高效化。

2. 重点关注结果和产生这个结果的过程。这就意味着医院管理的重点转变为突出服务、突出医院的运营效率：即以外部顾客的观点为中心，设计并优化各项工作流程。

3. 注重过程效率，在对每一个事件、过程的分解过程中，时间是其关注的重要对象。

4. 强调运用信息技术的重要性，以自动化、电子化来体现信息流增加效率。

护理工作流程是影响护理质量及患者就医体验的重要因素。优化护理服务工作流程，促使护理质量不断改进和提高是现代护理管理的要求，也是开展优质护理、实现"以患者为中心"的责任制整体护理的具体内容之一。原国家卫计委在"优质护理服务示范工程"的要求中提出，开展优质护理服务就是要建立健全临床护理服务规范、优化护理工作流程。护理流程管理强调以患者为中心，在流程设计和优化的时候，要站在患者的角度考虑问题，以满足患者需求及患者满意作为目标，所有的工作设计均应面向患者。

三、护理制度与流程的关系

不难看出，制度与流程相辅相成、不可分割。一方面，制度是流程得以执行的保证。通过制度的执行能加强对流程执行的约束。比如惩罚制度能制止因个体原因而影响流程实现的现象，而奖励制度则会促使大家更多且主动地关注流程，从而使流程运转得到改善。因此，流程是河道，制度是堤坝，要使河流不会泛滥成灾，梳理河道和加固堤坝都不可或缺。另一方面，流程是制度的灵魂。如果制度不能反映在流程上，就像失去了灵魂，它的执行一定会出现问题，所以制度无法执行时，往往是它所包含的流程有问题。护理管理工作中如果频繁出现"法不责众"的情况，就说明一个制度或规定是不合理的，而不合理的地方往往是它相关的流程与实际情况不符，使得业务流程"两张皮"的现象无法避免。

综上，护理管理者在实践中应综合运用制度与流程这两种手段来实现有效管理，即一方面要有完善的制度明确护士的工作内容和目的，另一方面要有优化的流程保证护士在执行各项护理活动时有章可依、有序可循。

第二节　无陪伴病房优质护理服务保障制度

好的制度不但可以支撑医院护理管理的顶层设计，更能够优化临床护理服务流程，改善护理质量。在无陪伴管理模式下，护士全权负责患者住院期间的各项护理工作，其护理行为更需制度的规范和约束，制度的重要性更加凸显。本节主要介绍无陪伴管理模式下的优质护理制度，从制度的设置、执行、监督、考核等方面阐释"制度管人"的过程和效果。

一、严谨设置，确保制度的可行性

（一）结合无陪伴病房管理实际需求，制定相关制度

1. 护理制度体系的主要内容

护理制度的形成与护理工作本身的特点密切相关，无陪伴病房不同于普通病房，自 2005 年医院实施住院患者无陪伴以来，围绕以患者为中心，护理部不断完善各项护理制度，更好保证无陪伴病区护理工作质量。医院的护理制度体系主要包括以下 4 个方面。

（1）核心制度　这是医院护理管理中最根本性的制度，决定着护理工作的性质，是护理工作和患者安全的基本保障。如查对制度、交接班制度、分级护理制度、危重患者抢救制度、消毒灭菌隔离制度等。

（2）部门管理制度　这是用以约束集体行为的规范，是医院实施内部管理的基本手段。如病房安全管理制度、护理会议制度、护理人力资源管理制度、重症监护室管理制度、手术室管理制度等。

（3）护理责任制度　责任制度对护理人员的工作责任范畴和标准进行规定，只有责任明确、分工具体，才能把职务责任落实到每个岗位和每个人。如各级、各类护理人员的岗位职责等。

（4）护理技术操作规范　护理技术操作规范是护理活动的技术标准，是每一位护理人员在护理工作中必须遵循的规范，如护理常规、各项护理技术操作规范等。

2. 建立无陪伴病房特色护理制度

在无陪伴管理模式下，从患者及其家属管理、再到相关部门协同合作共同保

证患者安全，这些都需要制度去规范。

（1）做好无陪伴病房的探视管理　无陪伴对患者家属的管理提出了更高的要求。如何获得患者家属对于无陪伴病房的理解和支持、如何规范患者家属探视，成了无陪伴开展初期首先要解决的问题。为此，护理部专门制定了探视管理制度（表3-1），从患者办理住院手续、患者家属探视时间及时机、探视时的注意事项等多方面明确要求，在患者入院之初即对其和陪同家属做好宣教，获得他们的理解和配合，从而保证无陪伴病房家属探视的规范化、有序化。

表3-1　探视管理制度

---

1. 患者持"住院证"办理住院手续后，允许两名陪同人员进入住院部病区

2. 除产科、儿科，全院均实行无陪伴制度，探视时间每天下午16：00～20：00。患者在住院期间，如突然出现病情变化，医务人员及时通知家属

3. 为保护病情隐私权，医生每天下午16：00～17：30向患者委托人介绍患者病情（委托手续在患者住院后办理）

4. 责任护士在探视时间向家属介绍患者治疗护理情况

5. 医务人员在探视时间交代患者医疗费用情况，要求家属及时补交

6. 探视时间家属禁止在病室、病区内吸烟、饮酒、随地吐痰、乱扔废物，严禁高声喧哗。不得洗浴，不得在病室内做娱乐活动，例如打扑克等，如果听收音机，请戴耳机，以免影响他人

7. 患者及家属妥善保管好自己的财物，如有丢失，后果自负。自觉爱护医院设施，损坏照价赔偿

8. 探视时间结束要求家属自觉、及时离开病房

（2）多部门协助保证无陪伴顺利实施　无陪伴的推行不仅涉及护理部，还同时涉及医务处、医技、后勤保障等多个部门。如营养科为住院患者提供的全程营养包餐的定制与配送；设立静脉药物配置中心，将临床各病区患者的静脉液体集中配置；设立运送中心，负责全院所有病区患者的检查陪同和护送、化验送检、取药、物资运送等，这一系列措施都是为了真正做到把时间还给护士，把护士还给患者。

需要指出的是，运送中心虽然由一名护士长负责，但部分运送人员是通过社会招聘而来，人员资质和水平参差不齐，给患者安全带来了一定的挑战。鉴于此，护理部专门制定了住院患者送检管理制度、患者转运制度、化疗药物运送管理制度、病区内物资配送制度、患者出院带药制度等涉及运送人员的各项制度。以住院患者送检管理制度为例，该制度明确规定运送中心工作人员在护送患者做检查前后均要与患者所在病区进行联系，与责任护士做好病情与物品的交接；每名患者外出检查都由运送中心人员填写"运送中心交接记录"，由病区护理人员确认签字。在患者转运制度中，明确规定了要根据患者病情，选择合适的运送方式，以保证患者安全，如病情稳定且行动自如的患者运送人员可陪同前往，年龄

较大且合并心脏疾病的患者则需运送人员采用轮椅运送。这些规定明确了运送中心工作人员如何做、应该做什么、不应该做什么，为保障无陪伴病房患者安全奠定了良好基础。

（二）根据无陪伴病房护理工作的不断发展，动态调整制度

随着无陪伴病房护理工作的不断深化，某些护理制度可能不再适用。鉴于此，护理部需要定期对所有制度进行梳理，通过质量反馈与科学分析，从中找出新的护理问题、风险隐患以及质量缺陷集中问题，进行重新审视修订。护理部制定"护理制度、操作常规修订的批准制度"（表3－2），一方面对暂缺的制度进行增补，另一方面针对原有制度未能及时与目前新规定相契合的问题，进行重新修订和说明，让制度变得更加合理，为制度的执行创造了先决条件。

以住院患者送检管理制度为例，该制度运行一段时间后，护理管理者发现在患者外出检查离开病房期间存在安全风险隐患问题，其主要原因是患者交接各部门人员岗位职责不明确，交接内容不系统、不规范。因此对该项制度进行了重新修订，在原有基础上增加了"运送过程中应注意关注周围环境及人员情况，注意避让保证安全"的规定内容，同时制定"患者外出检查交接清单"（表3－3），内容涵盖检查前准备、检查前评估、检查交接、检查后处置四方面内容，更加系统规范了检查过程中各个环节交接的内容和各部门各岗位人员职责，杜绝在患者外出期间准备不充分，安全防护不到位，各部门衔接不紧密，出现安全隐患。另外，随着无陪伴病房护理信息化建设的不断完善，护理部还将患者外出检查交接清单编制到PDA移动护理系统，保证患者随时随地得到安全监管，使护士的工作有章可循，不会出现漏评估、漏准备、交接不完整等情况，规范了护士行为，完善了相关部门衔接，大大提高了患者外出检查的安全性。

表3－2　护理制度、操作常规修订的批准制度

随着医学与护理学的不断发展，医疗技术的不断更新，护理人员水平逐步提高，护理管理制度、护理操作常规须不断修改完善，以加强护理管理，适应护理工作的需要，现就护理制度、操作常规的修订作如下规定：

1. 护理制度、操作常规修订均应遵守相关法律、法规和规章，立足于确保患者生命安全，实事求是，提高工作效率和工作质量

2. 护理制度、操作常规修订由护理质量管理委员会负责。如有修订需求，科室向该委员会提出申请，待委员会批准后，再做出修订

3. 修订后的文件应遵照试行、修改、批准、培训、执行程序，并有修订标志

4. 变更程序

4.1 对现有护理制度、操作常规的自我完善和补充

4.2 对开展的新项目、新技术需要制定新的护理制度或操作常规

4.3 将修改的或新制定的护理制度、操作常规提交护理质量管理委员会讨论，提出意见或建议，进一步完善

4.4 护理制度、操作常规变更后或新制定的，应设置 3～6 月试行期，经过可行性再评价后经护理质量管理委员会批准，方可正式列入实施

4.5 护理制度、操作常规修订或新定后，文件上均标有本制度执行起止时间及批准人

5. 变更后的护理制度、操作常规及时告知全院护士，认真组织培训并贯彻执行

6. 重大护理制度、操作常规变更要与医疗管理职能部门做好协调，保持医疗护理一致性，并向全院通报

表3－3　住院患者外出检查清单

病区：_____　床号：_____

姓名		性别		年龄		住院号	
诊断（选填）							
检查项目			检查日期				

检查前准备：

1. 发放检查告知单　　是□　否□

2. 通知禁食水时间　　是□　否□

3. 肠道准备　　　　　是□　否□

4. 皮肤准备　　　　　是□　否□

5. 特殊饮食准备　　　是□　否□

6. 特殊用药准备　　　是□　否□

7. 药物过敏试验　　　是□　否□

8. 领取检查所需药品　是□　否□

9. 静脉准备　　　　　是□　否□

10. 发放家属陪同通知单　是□　否□

签字：

检查前评估：

1. 病情评估　　　　是□　否□

2. 检查禁忌　　　　有□　无□

3. 运送工具选择

　平车□　　轮椅□　　步行□

4. 跌倒高危评估　　是□　否□

5. 管路安全评估　　是□　否□

6. 特殊用药评估　　是□　否□

7. 医护陪护　　　　是□　否□

8. 检查顺序

签字：

检查交接：

与运送人员交接签字

□检查前交接　　　　　签字：

□检查后交接　　　　　签字：

检查后处置：

1. 病情评估　　　是□　否□

2. 管路安全评估　是□　否□

3. 关注检查后反应　是□　否□

签字：

4. 告知检查后注意事项　是□　否□

5. 协助饮食　　　　　　是□　否□

6. 治疗用药　　　　　　是□　否□

二、注重执行，不让制度成为一纸空文

制度是组织表现的基本形式，是维系一个组织有序活动的纽带。制度作用的发挥必须有赖于其能够有效地贯彻执行。在实际的护理工作中，各项不安全事件的发生往往并非护理制度的不健全，而是由于执行力欠佳、虽有章可循却循而不严。因此，加强护理制度的落实，提升制度的执行力，建立管理的长效机制，让规章制度更好地为护理工作保驾护航，真正把制度作用发挥出来以减少或杜绝差错事故的发生是护理管理者需要不断思考的问题。

（一）加强培训，提高护士制度执行意识

制度建设的效用不仅在于制度的制定，更在于制度的执行，而制度的执行力首先体现在对制度学习理解的能力上，只有深入地学、系统地学、持久地学、反复地学，才能真正地融会贯通。护理部应不断完善护理制度培训方案，切实提高坚持制度学习常态化的认识。同时，为确保制度学习的落实，必须坚持硬性约束。护理部应制定严格的制度学习考核标准，从参加培训时间、培训内容、培训效果等方面做出要求及考评规定，从而解决护士意识上不重视、行动上不积极、学习上不认真的问题。

每年新入职护士都要接受至少6周的封闭式岗前培训，内容包括基本的临床护理知识及对各项护理制度尤其是护理核心制度的了解和掌握，如分级护理制度、查对制度等。除了新入职护士，护理部在每年的护理继续教育培训计划中，针对护士长、三级技术护士、全科护士、低年资护士、专科护士等的培训方案中都涵盖护理制度的内容。这种护理制度培训的常态化使得医院护士能够熟练掌握各项制度的内容并将其内化于心，增加了大家规范执行制度的意识。

（二）严格监督，核查制度执行情况

记熟了规章制度不等于说一定能起到指导和约束作用，制度不能停留在理论上，挂在墙上，说在嘴上，更要落实到日常护理工作上。制度能否严格执行是最为关键的，因此，要经常检查护士在护理工作的各个环节是否落实了相关护理制度，比如，护士在执行各项护理操作中，是否在实施护理和治疗的前中后都严格执行了"查对制度"，这一制度是实施护理和治疗前中后必不可少的重要步骤，可直接关系到患者的安全和护理、治疗效果。因此，各级护理管理者必须重视护士制度的落实情况。

在对制度执行的检查过程中，首先要本着公开公平公正的原则，对事不对人，同一制度面前人人平等。护理工作中任何人都要受到制度约束，应形成全员监督的制度执行文化，管理者更应成为制度执行的有力推动者。其次制度的执行

应是一以贯之的，不要先紧后松，忽松忽紧，领导重视了或上级检查了就抓一下，使制度执行变成了形式主义，执行起来虎头蛇尾，要保证其始终如一地执行。最后要防止制度走样，在制度执行的检查过程中不可以出现随意性大、特例变通等情况，从而人为地削弱制度的严肃性。

（三）合理考核，提高制度执行力

制度纳入护理质量考核既是对制度执行情况的有效监督，也是对制度执行效果的评价。有了全面的制度，更要有对制度完善的监督考核，从而保证其高度执行。如果执行与不执行制度没有奖惩或奖惩力度不够，就不足以引起重视，长期下去护士也就丧失了遵守制度的意识。因此，必须制定完善的制度考核标准，对违反制度者以惩罚和警示，对遵守制度者以奖励和鼓舞，激励与约束相结合，奖惩适当有压力有动力，从而不断激发护理人员的积极性和执行规章制度的自觉性，达到制度贯彻执行的初衷。

目前，医院已建立了十余种护理制度考核标准，如查对制度专项考核标准、临床用药制度专项考核标准、手卫生制度专项考核标准、患者交接制度检查标准等。护理部每月会分派护理质量管理组成员检查临床护士各项标准的落实情况，从中发现问题、汇总分析并反馈病区，病区护士长连同护士分析原因并持续改进，从而不断提高制度的执行力度。

三、加强细节管理，保证制度落地

所谓细节，即细小的环节或情节，因其细小，人们常常自觉或不自觉地忽视了它，然而，细节其实决定着种种大事小事的成败。海尔总裁在谈到管理时曾说过"把每一件简单的事做好就是不简单，把每一件平凡事做好就是不平凡"。这句话道出了海尔管理的精髓，也极其适用于护理工作，把平凡、貌似简单的护理工作做好、做完美也是一件非常不平凡的事情。

每一名护士都应认识到细节管理的重要性，在护理工作中不断强化细节管理，把细节提高到重要的层次上，使每一个护理环节都透出一丝不苟的严谨，真正做到环环相扣、疏而不漏。客观来看，目前我们的护理规章制度不可谓不细、不严、不实，但这些制度往往说在口上，写在纸上，订在墙上，唯独落实不到位，这就给护理管理者提出了更高的要求，那就是一定要注重细节，做好细节管理。

（一）细节管理是保障患者安全的需要

在护理工作中，每一项工作怎么做，做得怎么样，直接关系到患者的生命安全，而大多数的护理不良事件也正是由于护士不注重细节导致的。举例来讲，医嘱胰岛素4个单位（0.1ml）加入250ml葡萄糖中，护士没有认真核对，误加入0.4ml胰岛素，导致患者出现低血糖现象，危及患者安全；跌倒高危患者进入无陪伴病房后，护士在入院宣教时未向患者介绍预防跌倒相关知识，导致患者在病房内跌倒等。这些都是由于我们在实际的工作中未注重细节，未严格按照规章制度做事，从而导致各种不安全事件的发生。

（二）细节管理是无陪伴病房优质护理服务的需要

护理服务由一个个细节组成，在细节中体现服务的优质、暖心。要想真正做到优质的护理服务，就必须注重细节，在制度建设和执行上以患者为中心，方便患者及家属，从细微处入手，每项制度切实可行，才能做到真正的优质服务。

在无陪伴开展初期，为了给患者创造良好的就医环境，护理部应从每一个细节着手，以患者为中心，制定各项护理规章制度，包括探视管理制度、患者膳食管理制度、入院宣教制度等。临床护士依据这些制度，从患者入院开始，在每一个细节都为患者提供人性化的护理服务，满足患者及家属的需求，构建和谐的护患关系。

（三）无陪伴病房细节管理的具体做法

1. 护理管理者应具备细节管理意识

既然有了完善的规章制度，为什么还有那么多不该发生的事情发生呢？这正是问题的关键所在——意识，护理管理者和护理人员的头脑中缺少风险源于细节这种意识。这就要求护理管理者首先要具备细节管理的意识，并自始至终给每位护士灌输风险源于细节的理念，工作中时时处处注重细节管理。只有这样，才能避免任何细节上的疏忽可能造成的难以挽回的损失。

2. 将细节管理渗透到护理制度的方方面面

从制度的制定、执行到监督考核，上至护理部主任、护士长，下至一名普通的病区护士，每个个体在每一环节都应注重细节。在制度制定阶段，要结合临床护理工作实际，每一个细节都应有标准；在制度执行阶段，临床护理人员在护理工作的每一个环节要遵循相应制度，使护理工作有章可循；护理管理者在监督检查制度执行情况时，应深入病区，观察临床护理人员在每一细节上的具体做法，对照检查标准逐一核查制度落实成效。只有这样，才能真正做到将细节管理渗透到护理制度之中，确保护理制度的有效执行和护理工作的有序开展。

3. 无陪伴病房患者家属探视的细节管理

虽然有了探视管理制度，但要保证制度落实到位，需要护理部联合保卫处、住院处、医务处等多部门做好患者家属探视管理的每一个细节。首先，患者在住院处办理住院手续时，住院处即向患者介绍医院为无陪伴医院，同时向患者及其家属发放《无陪伴病房协议书》和《无陪伴病房住院须知》。其中协议书明确规定无陪伴病房对住院患者实行包餐制，医院营养科在病房为患者预定并提供每日三餐；医院在无陪伴病房统一安排对患者的护理服务，除患者病情变化，医务人员通知家属到院和探视时间外，家属不准进入病房，而住院须知则详细介绍了探视时间及探视注意事项。这些都需要患者及其家属在住院处仔细阅读并认可后进行签字。在进入病房后，接诊医生和护士会在入院宣教时向患者详细介绍无陪伴病房的管理规定，便于患者熟知；遇特殊患者如需定期血液透析的患者，医院会将其家属列为特需患者，护士会为其发放保卫处制定的《特需患者家属入院通知》，患者家属每次来院时，在住院部一楼向保卫人员出示这一证件即可进入医院。通过层层细节管理和把关，严格控制了患者家属的无序探视，维护了病房秩序，保证了各项治疗和护理工作的顺利进行。

第三节　无陪伴病房优质护理服务流程

制度告诉了人们应该做什么，不应该做什么。在此之下，流程则指导人们在执行某一件事情时，具体应该怎么做。流程管理在护理管理中亦占据至关重要的地位。本节主要介绍无陪伴管理模式下的优质护理服务流程，体现流程管理在护理管理中的重要性。

一、科学规划，让操作有"图"可依

流程设计是优质护理服务设计的重要部分，它是在服务理念和护理价值观的基础上产生的，在规章制度和操作规范制定以后，必须再进一步分解、细化、梳理和优化护理工作流程。设计一个科学、合理的护理流程，是确保护理服务质量的基础。在设计流程过程中应遵循简洁、实用、安全、有效、经济的原则，采用循证护理的方法，以预见性护理的指导思想来设计每一个护理工作流程，使患者在治疗、护理的过程中能够方便、快捷。

（一）符合医院质量标准和环境要求

一个单位在特定的环境中运营，必然受到环境的约束，遵循环境要求的原则是流程设计的前提。流程是在医院质量标准的基础上产生的，而医院的质量标准又是在国家法律法规和行政规定的基础上制定的。所以，设计的护理流程必须符合国家法律、法规和制度的要求。如随着新的医疗事故处理条例、医疗责任事故的举证倒置、医疗废物处理条例等法律法规的出台，护理部在流程设计时就必须考虑这些因素，建立符合这些法律法规的新的医疗纠纷报告与处理流程以及各类医疗废物处理流程等。

一些医院为了更好地为患者服务，在制定医院标准时往往高于国家标准，在达到国家质量标准的基础上，还采用国际上一些标准来进行补充，如采用 ISO 9000 系列标准对医院管理流程进行重建和梳理，采用美国联合评审委员会的医院国际评审标准（JCI 标准）对医疗护理的服务流程进行优化，将护理质量的提升与"以患者为中心"的质量目标结合起来对工作流程进行再造；也有的参考欧盟标准和德国医疗透明管理质量标准体系（KTQ 标准）对护理环节进行流程改造。随着不同标准的建立和这些标准逐渐被各医疗护理管理体系采纳，护理工作流程管理变得更加科学、规范、合理，更具有人文关怀色彩，收到了良好的效果。

（二）以患者为中心

这是流程设计的核心原则。护理流程设计应始于患者需求、终于患者满意，并努力超越患者期望。流程设计应从调查患者需求和期望开始，首先要确定患者在护理方面的需求是什么，哪些是基本需求，哪些是更高的需求，医院的护理服务方针是满足患者全部需求还是仅满足基本需求，以此来确定护理工作的目标。有了目标，就要确定做好这项工作的最优过程有哪些环节，明确每一个环节中直接为患者服务的护理人员的岗位职责和工作程序，制定环节质量要求的工作规范和技术操作顺序，确定维持每一个环节正常运作需要哪些物资支持、技术支持和人力支持，为一线护理人员提供必要的支持，使流程中的每一个环节都能围绕患者的就医需求顺利运转，避免流程环节中出现流程断裂和环节失控的局面。

以患者安全为目标，护理部专门制定了一整套无陪伴病房个性化护理流程套餐，从患者接诊前的物品准备到入院接诊，再到患者检查、安全转运、手术交接以及患者住院期间的协助进餐流程和巡视流程，最后到患者出院流程，都设计有完善的护理服务流程，从而实现了在住院期间全程、无缝隙护理。

1. 无陪伴病房住院患者外出检查流程

患者在住院期间不可避免地要经历各种外出检查，如何在无家属随同的情况下将患者安全地交接给运送人员、运送人员如何安全地将患者送达检查科室、如何保证检查后患者的妥善安置都是无陪伴管理模式下护理人员需要考虑的问题。为此，护理部制定了住院患者外出检查流程图（图 3-1）。主要包括以下几方面的内容：①检查前一日责任护士告知患者检查的目的、注意事项、患者的准备以及与家属的沟通等；②检查当日责任护士对患者进行全面的评估床号姓名检查项目、病情的情况、检查准备、转运方式及检查所需的药品等与运送人员做好交接；③检查后患者取舒适体位、责任护士与运送人员交接检查过程中观察患者的情况以及观察患者检查后反应等。通过这一流程的制定，提高了患者外出检查交接的规范化，保证了患者外出检查的安全性。该流程的重点主要着眼于病区责任护士对患者检查前后的全面评估以及责任护士与运送人员交接内容的标准化、规范化，避免患者在检查过程中可能出现的潜在风险，更好地确保了患者安全。

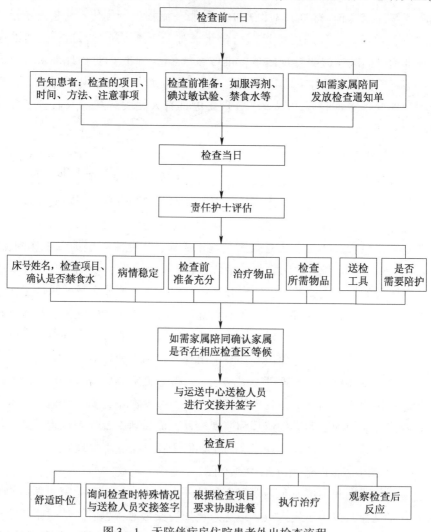

图 3 - 1　无陪伴病房住院患者外出检查流程

2. 无陪伴病房协助患者进餐流程

　　由于患者高龄、行动不便等各种因素，很多患者需要护士协助才能完成进餐的过程。为此医院专门制定了一套护士协助患者进餐的流程图（图 3 - 2），包括协助患者洗手、餐前服药、协助有需要的患者进餐及服用餐时药、观察病情、关注进餐量、饭后协助漱口、整理餐桌等，虽只是点滴小事，却为保障患者安全做出了重要贡献。

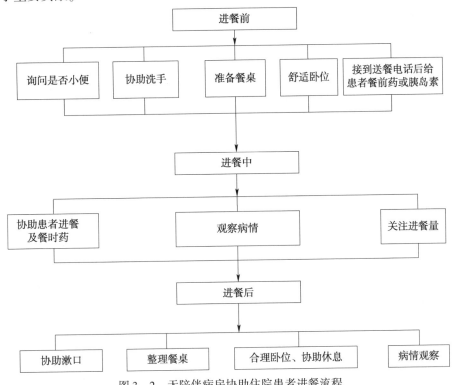

图 3 - 2   无陪伴病房协助住院患者进餐流程

（三）体现员工第一

随着以人为本的管理理念被普遍接受，许多管理者提出了"员工第一，顾客至上，没有满意的员工就没有满意的顾客"的观念。因此，在流程设计时既要充分地考虑顾客需要，也要考虑员工要求。具体而言就是要发挥流程执行人员的积极性，让执行流程的人员参与到流程的设计与再造过程中，在强调为顾客提供优质、高效、低耗、安全服务的同时，也要注意员工的省时、省力和安全。如在护理流程运行中充分利用现代化设备和技术使护士以最少的时间、最小的体力消耗达到流程的最佳运行效率与质量。

（四）流程设计要以临床路径为基础

临床路径是指针对某一疾病建立一套标准化治疗模式与治疗程序，是一个有关临床治疗的综合模式，以循证医学证据和指南为指导来促进治疗组织和疾病管理的方法，最终起到规范医疗行为、减少变异、降低成本、提高质量的作用。相对于指南来说，其内容更简洁、易读，适用于多学科多部门具体操作，针对特定疾病的诊疗流程，注重治疗过程中各专科间的协同性，注重治疗的结果和时间性。临床路径既可减少医疗护理费用，同时又能够改善护理工作质量，适应目前经济的发展及人们对医疗护理工作的要求。

在设计护理工作流程时，应以病种临床路径为导向，依据《临床诊疗指南》《临床技术操作规范》等国家指南规范，结合本院实际，进一步优化诊疗流程、细化、完善各病种临床路径中的护理工作内容，协调好护理工作与各项专业医疗技术专业服务的过程，建立以医疗质量、医疗安全、医疗服务、患者满意度、医疗效率和费用控制等为主要内容的医院质量综合评估机制。

（五）流程设计要注重预见性护理

预见性护理就是按照各种疾病的发展规律来制定护理的干预措施和工作流程，把可能发生的问题及时解决，保证护理工作安全。预见性护理也是护理工作顺利开展的基本保证，其重点是在设计护理流程时把制定防范预案的思路贯穿到整个工作流程中，流程设计时要体现方便、快捷、安全。流程制定得好，就能有效预防工作缺陷和问题的发生，从而消除各种风险，使整个护理流程具有防范风险的能力。尤其对于某一类具有共同护理问题的患者，医院应设计经典的护理流程和治疗护理预案，以指导护士的临床工作。

（六）流程设计要与信息化建设相结合

流程设计和再造作为一种思维方式的改变，它力求打破组织的边界，将多层次的纵向传递模式转化成一种少层次的扁平组织管理模式，现代信息技术则更加促使了这一转变。

1. 信息技术优化临床护理服务流程

建立临床护理和护理管理信息系统，护士借助手持数据终端（PDA）和移动护理工作站开展每日护理工作，可实现入院及每日护理评估、制定护理计划、落实护理措施、健康教育等全程护理在患者床旁完成；在执行医嘱时，采用 PDA 进行身份识别、给药查对等，不但提高了护士执行医嘱的准确性，还可以自动采集护士工作量，规范了护理行为，为更好评价护士绩效提供了科学参考。

2. 信息技术改善患者就医体验

为了全方位解决"看病难"问题，减少患者在门诊的停留和等候时间，将更多的时间还给患者，医院要对门诊服务流程进行全方位优化。全力打造智慧门诊，依托先进的信息化手段和网络数据平台——微信、APP、支付宝、自助机等，彻底"颠覆"传统诊疗流程，以人为本，开创出独具特色的多渠道预约、实名制就医、自助机服务和多渠道结算模式，一举达到方便患者就医、方便医护工作、方便管理决策等目标。以智能导诊为例，患者使用手机 APP，可根据自己的性别、年龄，在电子人体模型图上自主点选不舒服部位，例如，咳嗽可点击图示"胸部",系统会显示出脓痰、干咳、咳痰等主要症状和伴随症状,并列举可能疾病,推荐患者到相应科室挂号,这不但可以减轻导诊护士繁重的工作负荷,更重要的是能够避免患者盲目挂号、挂错号等不必要的麻烦出现,同时患者还可在系统内快速查询到各类健康资讯及医院科室医生的全方面信息,极大地方便了患者的就医选择,改善了患者的就医体验。

二、有效执行,将流程落实到工作上

和制度一样,流程要想发挥其真正的作用,必须被充分有效地执行。那么,究竟哪些措施才能保证流程的有效执行呢?

(一)做好流程宣传和培训,培养流程执行氛围

流程被设计出来之后,并不是立即就能被执行的,还需要对流程涉及相关对象进行宣传和培训。如果相关对象对流程的要求并不清楚,就谈不上按流程做事了。因此,做好流程执行前的准备工作,重视示范在流程推广中的作用,对后续流程能否被有效执行至关重要。护理部在每次设计出新的流程之后,都会首先在护士长大会上对所有护士长进行讲解和培训,强调流程执行的重要性,护士长在病区内再对每名护士进行培训,这种层层传达使得流程能够最快地被知晓掌握,从而为流程的正确执行打下良好基础。

除了对相关对象进行面对面的流程培训之外,护理部还利用科室宣传栏、内网、案例分享等多种形式营造良好的护理服务流程执行氛围,全方位提升护士的流程执行意识,使护士能够自觉遵守流程,主动执行流程,最终达到护理行为的同质化,提高护理质量。

在流程推广过程要加强沟通协调。当流程涉及其他部门的配合时,一定要及时协调。必要时可召开相关部门的协调会,以保证制定的流程得到认可,最终使流程能够有效运转。

(二)加强流程执行的监督,引导护士按流程做事

护理管理和护理服务需要通过流程的运作来创造价值,保证护理流程在控制、监督的良好运转下很重要。流程管理决定流程的命运,完善的监督机制对于流程执行力至关重要。在临床上,虽然护士了解各项护理操作流程,但仍然会经常出现做事不按流程执行的情况,这时就需要护理管理者开展有力的质量管控,为此,护理部制定了多项流程的查检表,如 PDA 静脉输液查对标准操作流程落实情况查检表从以下 11 个项目查检护士使用 PDA 进行静脉输液的查对情况:医嘱开具、核对;医嘱处理;液体摆放及查对;液体配置及核对;输液前查对;输液时查对;输液后查对;执行及结束扫码;配液时间及复核时间规范及时;留置

针评估记录；各环节时间及签字真实、准确、完整。护理质控组每月会利用该查检表对病区进行 PDA 静脉输液查对情况的查检，护理部对查检结果汇总后，召开全院护士长会，会上反馈各病区存在问题，病区护士长针对各自问题组织护士不断改善，从而引导护士按照流程做事。

为了更好引导护士遵守相关护理服务流程，除了监督之外，必要的考核和奖惩有助于流程的严格执行。试想一下，如果经过培训、监督等多种方式后护士仍不按流程执行护理操作怎么办？此时我们可以将流程执行与护士切身利益挂钩进行绩效考核，护理质控组每次开展质量督查时将流程执行问题落实到人，并在其绩效考核上进行减分，从而牵引护士按照流程执行护理操作。相反，对于那些一直按照流程做事的护士，在绩效考核上应予以奖励，从而鼓励护士形成良好的流程执行态度和行为。

三、不断梳理，在执行中优化流程

任何一种护理服务流程都不可能永远完美，都会有其时代的局限性，不断优化护理服务流程，是流程管理的重中之重，亦是改善护理质量的必经之路。护理流程应随着社会与患者需求的变化、学科发展的要求等进行不断改进与调整，从而达到用最短的护理时间和最少的中间环节取得最满意的护理质量和最佳的护理效果的目的。

（一）流程优化的原则

1. 以患者为中心

在优化流程过程中，应以患者和护理人员为中心，设计简便、快捷的患者服务程序和自主、高效、追求卓越的护理人力资源管理模式。

2. 以流程为中心

以提高护理质量为核心，打破、缩减不必要的环节，重建完整、高效的工作新流程，使护理品质不断向更高的目标迈进，最终达到护理质量的持续改进。

3. 以价值为导向

优化护理流程的最终目的是降低医院运行成本，提高护理工作效率，提升护理质量，达到零缺陷的管理目标。

（二）流程优化的具体实施

1. 调研评估阶段

组成护理流程优化管理小组，对护理工作流程进行深入的调研及评估。根据评估结果，梳理不利于现行工作模式、繁琐、重复的护理工作环节。

2. 实践设计阶段

流程小组成员以患者需求为导向，以患者满意为标准，以流程为改造对象，以评估阶段的结果为依据，通过对流程的根本思考和分析，结合国内外护理流程管理的先进经验，采取剔除、缩减、增加、创新、保留的策略，对原有流程进行优化或重新设计，建立起流畅的服务链，产生出更有价值的结果，从而获得绩效的巨大改善。

（1）剔除　这是护理流程优化的第一步骤，也是护理流程优化的"瘦身"过程，是流程优化最有用的实际战略步骤。原有流程中多余的环节、节点和内容不符合现代流程要求，需要剔除掉，因此必须明确哪些流程元素被患者、护理人员和专家认定是剔除的。要剔除流程中多余的部分，首先要搞清楚流程中哪些元素是多余和无用的，无用的流程元素是什么时间删除，删除后对技术和服务的影响因素有哪些。在对老流程、环节、元素剔除时，最好绘制战略布局图（strategy canvas），这可以避免流程全局的不协调现象的发生。剔除流程的多余部分，主要是在流程运行之后的问题发现的基础上进行的，没有问题就没有流程的剔除部分。同时流程剔除多余的部分也是大家认可的问题，更是大家积极支持的事情。剔除的是流程、环节、节点不增值部分或元素。

（2）缩减　这是流程优化的第二步骤，"缩"是缩短，"减"是减少，是指在这个步骤中主要是减少流程中多余的部分，原有流程冗长、环节冗长、节点冗长，需要缩减及整合。流程中哪些因素或元素需要整合，哪些流程元素应该被缩减到流程的需要程度，即流程中的环节需要缩短或减少，比如流程时间缩短，整体流程长度缩短，流程环节长度缩短，流程的宽度缩窄，流程的周期缩短等，这都是护理流程优化的战略问题，必须认真研究，谨慎进行。

（3）增加　原有流程中的环节、节点和内容不符合现代流程的要求已去除，需要增添新内容。必须明确哪些流程元素应该被增加到流程再造的标准内。增加新内容是一件复杂的事情，必须经过认真的讨论、研究和论证才能进行，这是因为流程在实际操作中是越简单越好，另外对原有流程的熟练程度，新增加的部分或内容不一定使大家能顺利接受。流程增加部分的基本原则是自动化程度高、时间短、人员少、成本低、效率高、效果好、效益突出、顾客满意。

（4）创新　原有流程部分、环节、节点需要从医院战略高度进行设计、整合、创新。必须明确流程中哪些元素是从未应用过而需要创新。流程优化的创新是患者需求与满意的创新，是护理人员需求的创新，是效益的创新，更是医院发展的创新。

（5）保留　原有流程仍然符合现代医院需求，需要维护、保留原有流程的环节、节点和内容。必须明确流程中哪些元素需要保留，这是护理流程优化的重要组成部分，毕竟任何事物都是在传承中进行的，老流程优化保留是大部分的，剔除是极小部分的，缩减也是小部分的，增加是小部分的，创新也是小部分的。问题是如何把这五步法有机地结合起来，使流程优化符合设计要求，符合患者与护理人员的实际需求，这是最重要的。

五步法是流程优化的战略框架，既是一个流程优化的顺序流程，又是一个可以跳跃、可以单步骤进行的流程优化。如果只是局部或部分流程进行改造、整合、补充、完善，就可以按照需要应用某方面的步骤即可。五步法可以同时进行，也可以间隔进行。需要注意的是，流程优化的任何步骤都必须进行严格的论证、调查、查找问题、分析问题、设计方案、方案论证、方案评审、组织实施、持续改进。

3. 实施完善阶段

将设计制定的各种护理工作流程图打印成册，通过护理部组织全院性集中讲课和演练、科室护士长现场督导点评、个人学习理解等多形式全方位地实施落实，使各层级护理人员在短时间内将自己职责范围内的流程掌握并有效应用。最终达到以下四大目标：一是简化工作过程，提高运作效率；二是挖掘人的潜能，降低服务成本；三是满足患者需要，提高满意度；四是保持竞争优势，取得合理效益。

（三）信息化支持下的护理流程优化

随着医院护理信息化建设的不断完善，信息技术已经成了护理服务流程中不可分割的重要组成部分。原有的流程设计已不能满足信息化支持下的临床护理工作，此时就需要进行流程优化，在充分考虑信息技术对护理服务流程影响的基础上，探索流程信息化管理与医院信息系统平台的衔接，充分发挥护理信息化优势，优化临床护理服务流程。目前，多种护理服务流程已经融入护理信息系统之中，包括 PDA 查对流程、患者入院评估、健康教育路径、每日护理计划和护理措施、患者安全转运流程等，护士可借助 PDA、移动护理工作站在患者床旁开展临床各项护理工作，不但避免了以往的文书书写工作，更是将护士还给患者，有效提高了患者满意度。

第四章 护理人力资源管理

美国管理学家 Tom Peters 说过，"一切问题首先都是人的问题"。人力资源是现代管理最重要的资源，组织间的竞争，归根结底是人的竞争，社会生产力的发展关键是人才。在现阶段我国进行的护理体制改革进程中，人力资源战略中的人才战略和低成本战略日益成为医院生存和发展的主要战略。随着当前"以人为本"护理理念的逐渐普及，优化现有护理人力资源成为医疗机构亟待解决的问题。

第一节 概　　述

被称作"经营之神"的日本著名企业家松下幸之助曾这样说过，"国家的兴盛在于人，国家的灭亡亦在于人，古圣先贤，早有明训；回顾历史，可谓丝毫不爽。经营事业的成败，不容讳言，与治国同一道理，在于人事安排是否适宜"。这段话深刻地表明人力资源管理的重要性。

一、概念

（一）护理人力资源

护理人力资源（nursing human resource）是一个人力的数量、素质、人才结构、职称结构以及护理临床、教学、科研等功能发挥和利用的综合管理概念，它包括护理人员、技术以及护理道德精神等。护理人力资源是卫生人力资源的重要组成元素，也是医院质量管理的一个重要组成部分，是保证护理质量的基础和构成医院核心竞争力的关键因素之一。护理人力资源的对象主要指具有从事护理工作智力能力和体力能力的人员，也就是指具有护理专业中专及以上学历，通过全国护士执业考试（或获免试资格）并取得护士从业资格证书，在医疗机构直接为患者提供护理服务的护理人员。

（二）护理人力资源管理

护理人力资源管理（nursing human resource management）是医院人力资源管

理的重要组成部分，是医院发展的关键。它包括护理人力资源的录用、配置、激励、开发、教育、培训等方面所进行的计划、组织、指挥和控制活动，其目的是最大限度调动护理人员工作的积极性、主动性，使自身价值得到充分体现。护理人力资源的管理直接关系到护理生产力、护理质量、护理服务道德、护理成本消耗，甚至影响护理人员的流动。护理管理者掌握护理人力资源管理的特点，对实现护理人力资源配置的优化组合，稳定护理专业队伍，提高护理质量和护理人员的综合素质具有促进作用。

二、护理人力资源管理的目标和特点

（一）管理目标

护理人力资源管理的目的是根据医院的结构、目标、护理模式，给予每个护理单元、每个班次提供足够的、高质量的护理人员。医院护理人力资源管理目标是为组织寻求高素质护理人才，使他们在组织中得到支持和发展，在实现医院目标的同时提高自己的职业价值，达到组织和成员的利益最大化。因此护理人力资源管理主要做好以下三方面工作。

1. 人与人的科学匹配

合理设置组织人员比例，使不同年龄、不同个性、不同学历、不同职称和不同特长的护理人员优化组合，结构优势互补，既有利于充分发挥自身的潜能，又有利于积极培养护理专业的可塑之才。注重护理人员多层次需求，营造良好工作氛围，提高群体工作效率。

2. 人与岗位匹配

人与岗位匹配是指人和岗位的对应关系。合理的人力资源配置应使整体功能强化，使人的能力与岗位要求相对应。护理工作岗位有层次和种类之分，它们占据着不同的位置，处于不同的能级水平。每一个工作岗位都对任职者的素质有各方面的要求，护理管理者应做到量才使用、知人善用、唯才是用、用人之长、容人之短。让组织成员在适合自己的岗位上发挥长处做到人尽其才，取得最好的工作绩效，进而最大限度地提高组织效率。

3. 人的需求与工作报酬匹配

护理人员薪酬管理是指护理管理者对组织内的员工报酬支付标准、发放水平、要素结果等进行确定、分配和调整的过程。薪酬是满足护理人员需要，医院吸引人才、保留人才的重要手段。管理者应根据护理人员岗位、资历、工作能力和工作表现等方面的因素，制定科学合理、具有吸引力的薪酬标准。发挥薪酬在组织中的激励作用，做到酬适人需，人尽其力，使薪酬具有公平性、竞争性，以增强护理人员责任感，调动工作积极性。

（二）管理特点

1. 主观能动性

人是有计划、有目的地使用自己的脑力和体力，护理人员在工作中的努力程度和工作方式由本人意志支配，因此护理人力资源管理应该充分发挥护理人员的主观能动性。人是有情感和思维活跃的，护理人力的投入和产出并不像其他资源那样容易计算，护理人力资源中每一个成员都蕴藏着极大的潜力，护理人力资源合理分配也不像其他资源那样容易出现，激励护理人力资源的因素是众多复杂的不同类型的护理人力，其激励因素也各不相同，因此护理人力资源的使用管理要比其他资源困难得多，必须采取多种措施，最大限度地发挥每个成员和每个群体的积极性和创造性，以最小的投入得到最大的效益。

2. 协作性

科学合理的人员组合可以使得工作效率事半功倍，发挥各人员之间的互补作用，可以提高人力资源的使用价值。护理人力资源中存在技术专业和活动的差异性，要完成一项护理工作，有赖于各成员的分工，有赖于不同部门、人员的复杂的组织结构，有赖于能够协调任务、职能、互相合作的护理人员来完成。护理人力资源中不同学历、不同专业技术、不同职能的成员的比例，应该是多少；不同机构中的不同护理人力资源如何组合，才能发挥最好的效益，这些问题要比其他资源的配置难得多。而且随着医学的发展，工作环境、工作条件的变化，政策的变化，他们之间的比例和组合也要随着变化。

3. 可变性和流动性

人力资源具有可塑性、再生性和开发性的特点，每位成员所表现出的工作能力往往只是一部分，管理者可通过不同方法和途径开发成员潜能，从而提高工作效率。人力资源流动包括跨部门、跨单位、跨地区、跨国度的流动，目前护理人员国际市场化步伐加快，使得护理人力资源在空间上流动越来越频繁。

4. 消耗性

护理人力资源消耗主要表现在，一方面随着生命周期缩短，资源不断消耗；另一方面部分闲置的人力资源，本身具有消耗性，为了维持本身存在，就会消耗其他资源。所以护理人力资源管理应该注重护理人员有效开发和使用，降低其消耗性。

三、护理人力资源管理职能

护理人力资源管理包括护理人力资源的获取、整合调配、奖酬和开发等内容。如果细分的话，护理人力资源管理又可分为护理工作分析、护理人力资源规划、护理人力资源配置、护理人员招聘、护理人员的培训和开发、护理人员绩效管理、护理人员的职业生涯规划等方面。

（一）护理工作分析

护理工作分析被称为护理人力资源管理的基石，是人力资源管理部门和各级管理人员应该了解和掌握的基本功。对于护理人员资源管理也具有重要的现实意义，护理工作分析具体内容主要包括工作描述和护理人员任职资格。护理工作分析是医院管理部门通过调查，对护理岗位性质、结构、流程以及相应人员素质、知识和技能进行分析，在此基础上设置岗位结构、数量和规范，制定护理管理文件的过程。

1. 护理工作描述

主要包括四个方面内容：①护理工作基本信息。工作名称、所属部门、职务等级等。②护理工作活动和护理工作程序。职责范围、工作设备及工具、工作流程、人际交往、管理状态等。③护理工作环境。工作场所、工作环境的危险、职业病、工作时间、工作环境的舒适程度等。④护理岗位对人员的任职资格要求。年龄要求、学历要求、工作经验要求、性格要求等。

2. 护理人员任职资格

主要包括三方面的内容：①基本素质。最低学历要求、专长领域、工作经验、接受的培训教育、特殊才能等。②生理素质。体能要求、健康状况、感觉器官的灵敏性等。③综合素质。语言表达能力、合作能力、进取心、职业道德素质、人际交往能力、团队合作能力等。

（二）护理人力资源规划

护理人力资源规划是指医院护理体系为实现未来一段时间内医院总体发展目标，对人力资源需求做出科学的计算和预测，制定出指导和调节人力资源发展的计划，以期护理未来发展中能有效地实现人力在数量和质量、长期和短期上的供需平衡。其内容主要包括护理人力资源总体规划和护理人力资源业务规划两方面。在进行护理人力资源规划时要遵循系统性原则、整体性原则、动态性原则和适宜性原则。运用的需求预测技术主要有现状规划法、Delphi法、趋势预测法和回归预测法，并且分为人力资源管理现状分析阶段、护理人员资源规划预测阶段、护理人力资源规划行动方案的实施阶段、护理人力资源规划的评估与反馈阶段等四个步骤进行。

（三）护理人员编配

护理人员编配指对护理人员进行恰当有效的选择，科学合理分配护理人力，使人员与服务匹配的过程。人员编制是否合理，比例是否恰当，直接影响到护理工作效率、护理服务水平和护理成本消耗，甚至影响护理人员的流动和流失率。因此，护理管理者要在有限的内部经费限制下，合理配置护理人员，最大限度地满足患者的需要。

（四）护理人员绩效

绩效考核是按照一定的标准，采用科学的方法，检查和评定员工对职务所规定的职责履行程度，以确定其工作成绩的一种有效管理方法。绩效评价结果是管理部门对护理人员进行奖惩、调整、升迁、培训等人事决策的依据。

（五）护理人员培训

护理人员培训指组织为了实现其目标和满足个人发展需要，使护理人员通过学习获得有利于完成任务的知识、技能、观点、态度、行为，提高护理人员岗位工作绩效和个人素质所进行的有计划的、有系统的战略性人力资本投资活动过程。培训对帮助护理人员在工作岗位上保持理想的职业水平，高效率完成组织和部门工作任务，促进个人职业的全面发展和自我实现具有积极的现实意义。

（六）护理人员职业生涯规划

护理人员职业生涯规划是指组织和护理人员共同建构职业发展通路，通过工作历程，使护理人员与组织的职业岗位需求相匹配、协调和融合，以达到满足组织和成员各自的需求、彼此受益的目标。良好的职业生涯规划不仅能激发护理人员的工作热情，开发护理人员的工作潜能，充分发挥工作的主观能动性，还有利于吸引和留住优秀的护理人才，提高护理人员的整体素质。

四、护理人力资源管理的理念

（一）"冰山理论"在护理人力资源管理中的应用

"冰山理论"也称"冰山模型"，是美国著名心理学家麦克利兰于1973年提出的一个关于人的素质模型。所谓"冰山模型"，就是将人员个体素质的不同表现划分为表面的"冰山水上部分"和深藏的"冰山水下部分"。其中，"冰山水上部分"包括基本知识、基本技能等应知应会部分，是外在表现，是容易了解与测量的部分，相对而言也是比较容易通过培训来改变和发展；而"冰山水下部分"包括社会角色、自我形象、特质和动机等情感智力部分，是人内在的、难以测量的部分，它们不太容易通过外界的影响而得到改变，但却对人员的行为与表现起着关键性的作用。显性素质和隐性素质的综合就构成了一个人所具备的全部职业化素质。呈现在人们视野中的部分往往只有水面上的1/8，而水面下看不到部分占7/8。通过对"冰山理论"进行解读，联系当前护理人力资源管理实际，从选才、育才、用才、留才、惜才等五个方面进行改进，注重护士综合素质的提高，才能促进医院核心竞争力的持续提升。

（二）"以人为本"是人力资源管理的核心理念

现代医院护理人力资源管理的核心理念是"以人为本"，突出人的主体地位，做到尊重护士、关心护士、激发护士的主观能动性。管理者应充分认识到人本原则的重要性，使护士在体力、智力、思想品德、精神心理等方面都得到健康发展。经常和护士沟通，耐心倾听其呼声，了解每位护士的特长、工作能力、知识结构、身体状况等，采取不同的方法调动其积极性。应采取多表扬、少批评原则，不断肯定护士的工作价值，满足其精神和物质的需要，使其产生安全感和荣誉感。充分发挥其长处，挖掘潜能，让护士充分认识到自己的价值，明确自己在工作中的重要性，以主人翁的姿态，为患者开展人性化的护理服务，做到"管理者心中有护士，护士心中有患者"。

（三）护理人力资源管理柔性化

传统的管理模式并不能增加医院的生产力，长期以来，会让护士产生固化及倦怠的感觉，只能刻板根据医院的模式机械地工作，并不能很好地激发护士的积极性，使得护理的进步变得缓慢。如果想要从根本上解决这样的问题，应当寻求一种符合现代社会需求并且能够帮助护士实现自我价值的一种管理模式。

柔性管理注重满足员工不同层次的需求，并且能激发员工的动力，能主动为工作付出，并且对于工作内容更加积极。员工不再是企业的附属品，企业需要与员工共同进退，两者共同享受荣誉与担负起责任。柔性管理实行激励与考核并进的模式，既能激励员工的动力带来企业的发展，同时也能对员工的行为有一定的约束，为了共同的目标一起努力。

柔性管理的最大的特点是从内到外，从员工的内心深处去激发对于工作的热情及对企业的忠诚，而并不是靠企业的规章制度及业绩目标等考核，二者的区别在于驱动力的不同。而从员工的需求出发去转换企业的管理模式、设置目标体系和考核标准，这样才能不断地激发员工的内在动力为企业带来效益。这样的管理同样适用于护理人力资源管理。

第二节　护理岗位设置与分层管理

护理岗位管理是护理人力资源管理中的重要环节，在医院护士队伍中实施岗位管理，是提升护理科学管理水平、调动护士积极性的关键举措，是稳定和发展临床护士队伍的有效途径，是深入贯彻落实《护士条例》的具体措施，也是公立医院改革关于完善人事和收入分配制度的任务要求。

一、护理岗位设置

岗位设置是进行人员编配的第一步，护理管理者应按照精干、高效的原则，优化护理人力资源，根据各医院护理工作的实际情况合理、科学地设置岗位职数，并对护理岗位进行分析、描述、监控和评估。实行"以患者为中心"的责任制整体护理工作模式，在责任护士全面履行专业照顾、病情观察、治疗处置、心理护理、健康教育和康复指导等职责的基础上，开展岗位管理。

（一）护理岗位设置的意义

通过护理岗位设置促使护理人员自身专业技术能力与护理岗位需求相匹配，达到人尽其才、才尽其用。在护理岗位设置的同时可依据岗位工作量、工作风险、工作质量进行按岗定薪，实行同工同酬、多劳多得、优绩优酬，稳定发展护士队伍，激发护理人员的工作积极性及创造性，提高护理工作效率，从而最大程度地发挥护理人力资源的作用，实现临床护理工作不断为患者提供安全、优质、满意的护理服务的目的。

（二）护理岗位设置原则

1. 按国家卫生行政部门颁发的编制原则

《医院实施优质护理服务工作标准（试行）》中要求，要依据护理工作量和患者病情，配置护士病房实际床位数与护士数的比例应当≥1:0.4，每名责任护士平均负责患者数量不超过 8 个，一级护理患者数量较多的病房，护士应当适当增加，临床一线护士占全院护士比例应≥95%。根据《中国护理事业发展规划纲要（2016—2020 年）》要求，增加医院护士配备，到 2020 年三级综合医院全院护士总数与实际开放床位比不低于 0.8:1，病区护士总数与实际开放床位比不低于 0.6:1。其他类别、等级的医院应当根据功能任务、服务量和服务效率等要素，科学配置护士数量，保障临床护理质量。

2. 按护理工作量配置的原则

医院规模、功能、任务各不相同，所需要的护理人员也不尽相同。一般而言，地市级以上综合性医院的床位数量较多，分科细、工作量大，护理人员的编制相对较多；教学医院除了临床护理以外，应根据护理教学、科研任务，相应增加护理人员编制。因此优化护理人力资源的配置，是减轻护士压力、提高护理效率的有效途径。

3. 从患者需求出发的原则

随着医学模式和护理模式的转变，人们生活水平的提高和健康意识的增强，这就要求护理工作不仅仅满足于完成治疗性的工作，还要从各方面满足患者的需求，如心理护理、舒适护理等，因此配置护理人力资源是应考虑患者需求的。

4. 按护理部人员配置结构合理的原则

由于护士的职称、学历、年龄结构等方面的不均，决定了护士的工作能力强弱不一。医院应该在广泛调查科学测算的基础上，根据医院自身和不同科室的特点，合理调配护理人员，特别要注意为护理人员提供在职学习、继续教育的机会，提高护理人员自身业务技术水平，使其工作能力和职业发展相适应，推动护理水平的提高。

5. 动态变化和预见性的原则

护理人员的编配，必须把护理发展趋势及目标作为其主要依据，以适应护理动态发展方向的客观要求。如临床各科室新业务、新技术的广泛开展，新仪器、新设备的更新应用，专业分工与组合的调整以及管理系统的分化和改革，对护理人员的配置都提出了新的要求。

（三）护理岗位设置分类

实行护理岗位管理，应按照科学管理、按需设岗、保障患者安全和临床护理质量的原则，合理设置护理岗位，明确岗位职责、任职条件，健全管理制度，提高管理效率。根据 2012 年《关于实施医院护士岗位管理的指导意见》的要求，护理岗位设置分为护理管理岗位、临床护理岗位和其他护理岗位。其中护理管理岗位和临床护理岗位护士应当占全院护士总数的 95％ 以上。

1. 护理管理岗位

护理管理岗位是护士从事医院护理管理工作的岗位，一般包括护理部岗位和护士长岗位。按照等级医院标准要求，护理管理岗位的数量可以依据医院级别及临床护理工作需要进行设置，三级医院可按照护理部主任—科护士长—护士长进行三级管理岗位设置，条件成熟的医院还可以设置护理副院长；二级医院可按照总护士长—护士长进行二级管理岗位设置。

2. 临床护理岗位

临床护理岗位是护士为患者提供直接护理服务的岗位，主要包括：病房（含重症监护病房）、门诊、急诊、手术室、产房、血液透析室、导管室、腔镜检查室、放射检查室、放射治疗室等直接服务于患者的岗位。重症监护、急诊、手术室、血液净化等专科护理技能要求较高的临床护理岗位可设专科护理岗位。

医院承担临床护理教学任务，可设置临床带教岗位。临床带教护士不能脱离临床，在从事直接临床护理工作的基础上，负责护理专业学生、新入职护士的临床带教工作、新业务技术的培训以及针对护士能力的临床培训。

3. 其他护理岗位

其他护理岗位是护士为患者提供非直接护理服务的岗位，主要包括：消毒供应中心、医院感染管理部门等间接服务于患者的岗位。

二、护士分层管理

护士分层管理是将护士职责根据组织层次划分，建立新型的责、权、利统一的护理管理组织体系，在综合考虑不同护理人员的岗位、工作年限、学历、职称、个人能力和临床经验等因素的基础上，积极探索和逐步推行护士岗位的准入和分层次使用，规范护理工作范围和界定护士工作职能，将岗位工作职责、技术要求与护士的分层级管理有机结合，以提高临床护理工作效率，做到不同层面的人做不同的事，合适的人承担合适的岗位，并在此过程中配以相应的培训制度、绩效考核制度等，以期在现有护士编制的情况下，进一步优化护理队伍结构与维持队伍稳定性，提高护理工作满意度，保证患者安全和改善护理质量，为患者提供专业化、人性化的优质护理服务。

（一）护士分层管理的内涵

1. 划分管理对象的层次是分层管理的核心任务

研究其各层级构成及影响因素，根据管理目标设计各层级管理职能、岗位和职责，研究提高各层级功能需要的管理办法，并组织实施，以最大限度地实现优化管理和促进有效管理。

2. 合理使用护理人员是分层管理的要求

按护理岗位需求，护理人员结构、职称、职责等合理安排与使用护理人员，最大限度地开拓每个护士的潜能，充分做到人员使用中的扬长避短，实现团队的优化组合，促进整体目标的实现。

3. 分层级培养人才是分层管理的有效方法

临床护理人员学历、年资、临床经验等层级不同，所担任的岗位职责不同，因此分层管理的层级化培训是提高各级护理人员专业技能的重要手段。

4. 吸引和留住人才是分层管理的关键

分层管理要站在护士的角度和层面上，通过人性化、科学、合理的分层管理方法，建立、健全激励机制，使各级护理人员的付出和贡献得到认可，从而满足各级护理人员的成就感及体现每一个护理人员的真正价值，达到吸引、留住、激励、开发所需要的护理人才的目标。

5. 全员参与是分层管理的具体体现

分层管理的系统性、连续性、层次性形成护理人员全员参与的良好氛围，主人翁意识进一步增强是促进护理工作全面提高的重要措施。

（二）护士分层管理的意义

1. 有利于护理学科建设和发展

护士分层管理是为进一步贯彻落实《护士条例》，规范护士执业行为而提出的。护士分层管理及考核，改变了不分职级层次的工作方式，让各级护士知晓在临床实践中护理工作需要做什么，怎么做，自己的职责范围是什么，如何更好地尽职尽责，可使护士的执业行为规范统一，增强敬业意识、精品意识，更好地履行护士的职责和义务。有利于实现护理人力资源的科学管理和护理队伍的可持续发展，为护理学科朝着专业化、规范化、科学化发展打下坚实的基础。

2. 有利于科学设置护理岗位

护士分层管理可实现护理人才与护理岗位的有效结合，优化护理人力资源的科学配置。应依据《护士条例》及相关政策科学地界定并划分护士等级、任职标准、工作范围，使护理管理层次清晰，各级护理人员职责明确，达到既要发挥高职人员的作用，又要注重培养和提高中职人员的专业技术水平。护理岗位的设置，明确岗位职能，逐级管理，各司其职，使各层级护士能够充分发挥其长处，充分开发护理人力资源的潜能。

3. 有利于护理人才的培养和使用

护理人才是医院护理队伍的骨干力量，是护理学科的带头人，而年轻护士是护理队伍的主要成分和中坚力量。护士分层管理既要考虑发挥资历深、经验丰富、知识面广的专家型护理学科带头人的作用，又要注重培养、扶持和聘用高学历的年轻护理骨干，使医院护理队伍保持合理的人才梯队结构，以保证护理队伍建设的可持续发展。

4. 有利于调动护理人员的积极性和创造性

护士分层管理使不同层级护士可根据护士分层管理的要求来规划的自己职业晋升途径，为每个护士提供一个较为直观的职业蓝图，有利于护士群体形成积极进取、争先创优的竞争格局。对护士实行分层级上岗，使护理人员的分工更加合理、科学，高年资、高学历护士在自己岗位上充分体现自身的价值，自我成就感增加，同时进一步激发低年资护士的进取精神。

（三）护士分层管理的国内外现状

1. 美国分层管理的现状

美国医院实行护士岗位的分层使用和进阶制度已有数十年，并逐渐形成了层次分明的护理人员阶梯式结构。每个层级护士工作范畴不同，所需的临床实践及综合能力也不同。其分层依据是按照护理人员受教育程度的不同，在工作内容和分工上进行区分，共分为5层，分别为护理助理、登记护士、注册护士、高级临床护士和护理行政管理人员。护理助理无护士执照，工作范围仅进行一般的生活护理。登记护士经过2年的护理专业培训，参加护士执业考试合格，工作范围是协助注册护士对患者实施护理。注册护士是主体，拥有准学士或学士文凭，拥有护士执业资格，工作范围涵盖所有的临床护理工作，并指导登记护士和护理助理的工作。高级临床护士涵盖专科护士、开业护士、助产士和麻醉护士，是向服务对象提供直接服务的高级临床护理人才。护理行政管理人员包括护士长、护理督导、护理部主任。

2. 国内分层管理的现状

我国护士分层管理的层次划分也在探索中迅速发展。中国香港医院护理管理的体制为：行政总监（院长）—护理总经理（护理部主任）—部门运作经理（科护士长）—病区经理（护士长）—护士长（副护士长）—专科护士—注册护士—登记护士—文员、健康服务员。中国台湾地区护理人员分为N1、N2、N3、N4，其工作职务有副护士长、护士长、督导（科护士长）、副主任、主任5个职务。我国自1979年建立了独立的护理技术职务序列，形成了一支由初、中、高3层及护士、护师、主管护师、副主任护师和主任护师构成的5级护理人员分级模式，但在临床护理工作中，由于受到护理人员数量不足等诸多因素的影响，各医院在临床护理工作内容的分配上并未体现不同职称、不同学历等各层级，临床护理人员在工作职责、分工上界限不清，存在不同工作经验、不同职称、不同学历护士承担相同工作内容的现象。我国各地在实施护士分层管理仍在探索中，一般都是以医院为单位或者以医院的特殊病区，如优质护理服务示范病房等开始试行，尚没有统一的划分标准。

目前，较为认可的护士分层为五级分层。根据临床科室护理工作情况，参照不同工作内容对临床护理人员能力要求的差别而划分不同层级，可分为五级，具体描述为N_0、N_1、N_2、N_3、N_4五级，由具有相应资质的不同层级护理人员承担相应岗位的工作内容。护理人员的职业规划可选择2个发展方向，其一是可以向临床专科护士方向发展并进一步晋升为临床护理专家，另一方向是逐步向护士长、科护士长和护理部主任等护理管理岗位发展。

三、护理岗位管理的具体实施

根据《关于实施医院护士岗位管理的指导意见》的要求，深入贯彻落实公立医院改革，以实施护士岗位管理为切入点，从护理岗位设置、护士配置、职称晋升等方面制定和完善制度框架，调动护士积极性，激励护士服务临床一线，努力为人民群众提供更加安全、优质、满意的护理服务。

（一）护理岗位设置

建立护理岗位管理体系，研究和解决护理岗位管理的实际问题，按照科学管理、按需设岗、保障患者安全和临床护理质量的原则，结合无陪伴医院管理特点，合理科学设置护理岗位，确保医院护理岗位管理工作的顺利开展。

1. 护理管理岗位

护理管理岗位设置分为护理部主任、科护士长、护士长。从基本条件、岗位工作能力及技术水平、岗位聘用考核标准三方面制订护理管理岗位的任职条件，并明确岗位职责。下面以护士长为例阐述护理管理岗位的管理制度（表4-1、表4-2）。

表4-1　护士长的任职条件

基本条件：

1. 学历：大学本科及以上学历

2. 资历：

（1）在护士执业注册有效期内

（2）主管护师及以上职称

（3）具有5年以上工龄和与所任职务相应的专业知识和工作经验

（4）全科护士、近两年考核优秀的三级技术护士可放宽基本条件

岗位要求：

1. 胜任病房护理质量管理及持续质量改进工作

2. 能够根据护理部的工作计划，确定本病房的护理工作目标，制定计划并组织实施，定期检查分析，持续改进

3. 能够根据临床危重患者数量及工作量，合理配置护理人员。如科室内出现护士缺岗，人员不足等情况，及时上报科护士长，科护士长上报护理部，及时调配，动态管理

4. 能够落实责任制整体护理分工方式，责任护士分管患者相对固定，平均每名责任护士负责3~8名患者

5. 具有督促检查各岗职责完成情况及评价护理措施的实施情况、审修护理记录的能力

6. 能够贯彻落实各项规章制度和技术操作规程，防止差错事故

7. 指导危重、大手术患者的抢救及护理工作，组织个案查房、危重及死亡病例讨论

8. 完成对护士进行日常及年终考核，包括护士工作量、护士级别、护理工作质量、患者满意度、群众测评、质控检查综合评价、理论技能考核等，体现多劳多得，优劳优酬

9. 组织护理人员的业务学习及技术训练，制定护士分层培训计划，按时落实，培训后有评价；引进新技术，开展护理科研

10. 指导教学及带教老师完成临床教学任务

11. 具备与各部门的沟通联系及协调配合的能力

12. 工作达标：完成护理质量、个案、危重症等查房 20 次/年，参加综合质量查房、病例讨论 6 次/年，每年完成 90 学时院内或院外培训，继教学分达到 20 分，年终考核达标

岗位聘用考核标准：

满足基本条件，自愿报名，参加竞聘，包括个人履职、临床实践及岗位工作能力、患者满意度、测评等方面，经过考评合格后公示、上岗，试用期 1 年，再考评合格后转正

表 4-2　护士长岗位职责

岗位职责：

1. 在护理部主任、科护士长的领导及科主任的业务指导下，负责病房护理行政及业务管理

2. 根据护理部的工作计划，确定本病房的护理工作目标，制定计划并组织实施，定期总结

3. 根据临床危重患者数量及工作量，合理配置护理人员。如科室内出现护士缺岗、人员不足等情况，及时上报科护士长，科护士长上报护理部，及时调配，动态管理

4. 实施责任制整体护理分工方式，责任护士分管患者相对固定，平均每名责任护士负责 3~8 名患者

5. 评价护理措施的实施情况，并审核护理记录

6. 督促检查各岗职责完成情况

7. 对护士进行日常及年终考核，包括护士工作量、护士级别、护理工作质量、患者满意度、群众测评、质控检查综合评价、理论技能考核等，体现多劳多得，优劳优酬

8. 严格贯彻落实各项规章制度和技术操作规程，防止差错事故

9. 参加主任查房、科内会诊、术前及疑难死亡病例讨论

10. 参加并指导危重、大手术患者的抢救及护理工作，每月组织护理人员进行个案查房以及危重、死亡病例讨论

11. 掌握新入院及危重患者的病情治疗，指导护理人员实施有效护理

12. 组织护理人员的业务学习及技术训练，引进新技术，开展护理科研

13. 指导教学及带教老师完成临床教学任务

14. 负责病区物品、药品、仪器等的监督管理工作

15. 监督检查病区环境，保持清洁、整齐、安静、舒适，做好消毒隔离工作，防止院内感染

16. 有效地与医生、护士、患者及其他部门人员沟通，保持良好的合作关系

2. 临床护理岗位

对临床护士进行分层级管理，根据岗位职责，结合工作性质、工作任务、责任轻重和技术难度等要素，明确各级护士岗位的任职条件，并将护士的经验能力、技术水平、学历、专业技术职称与岗位的任职条件相匹配，实现护士从身份管理向岗位管理的转变。同时，明确不同层级护理人员的晋级条件，拟定各层级的考评标准，并依照各层级的晋级条件和标准对护理人员进行考评，考评合格后

方能由低层级晋升至更高层级。无陪伴病房临床护理岗位设置为三级技术护士、二级技术护士（A、B）、一级技术护士、助理护士四层级管理模式，岗位设置标准以三级技术护士为例，具体见表4-3。

根据不同层级岗位工作要求制定相应考评制度和方法，主要包括月考核和年终考核。月考核以临床护理人员《工作质量考核标准》为依据，从上而下的考核方式，从工作状态、病房管理、临床护理质量、患者安全、继续教育等多个方面对承担各类岗位工作的护理人员进行综合评价。以群众测评的方式，从责任心、患者满意度多维度对各级护理人员进行测评。同时，审核年终护理人员目标考核的完成情况，包括论文完成情况、新技术开展、理论考试、操作考试、群众测评、年终考核、考勤等。对于不符合岗位工作要求的人员应及时进行降级聘任、转岗等处理。

表4-3 三级技术护士岗位设置标准

岗位级别	资质要求	学历要求	岗位聘用条件
三级技术护士	1. 在护士执业注册有效期内 2. 专科学历：主管护师及以上职称 本科学历：护师及以上职称 3. 二级 B 技术岗位满 2 年/获得专科护士资格证书/通过教学老师竞聘	大专及以上学历	1. 满足基本条件，自愿报名的护士进行综合考核，包括理论知识、专科技能、临床实践及岗位工作能力考核、案例分析、患者满意度，护士及护士长测评等方面 2. 考核后择优录用，护理部每两年竞聘考核一次。完成临床专业培训合格后上岗

（二）护理人员岗位配置原则

为了更好发挥不同岗位护理人员的作用，将不同能级护士与不同病情轻重的患者一一对应，本着护士级别与患者危重程度成正比的原则，划分护理责任区，如三级技术护士主管病情危重、一级护理患者，一级技术护士主管病情稳定、二三级护理的患者，从而明确了各级护士的分工，保证患者得到高效、全方位的护理。

（三）实施竞聘上岗

护理部按照相关规定制定审查制度和护理人员岗位聘任考评标准，针对不同岗位的工作要求对竞聘人员进行综合考评并择优录用。例如：对于低层级岗位侧重临床基础护理能力的考评，而对于高层级岗位则应根据临床能力与临床科研、教学能力相结合进行综合测评。

以三级技术护士为例，所有的三级技术护士每两年竞聘上岗，护理部专门制定严格的考核标准，包括理论考试和临床工作能力考核，各占50%（表4－4、表4－5）。其中临床工作能力考核包括护理技能、管理能力、临床实践能力、案例分析、患者满意度。同时，还从任职条件、岗位职责和工作质量考核标准等方面对三级技术护士做了明确规定（表4－6、表4－7、表4－8），做到科学管理每一个护理岗位。

表4－4　三级技术护士竞聘考核权重

理论考试 100分	临床工作能力考核（100分）						总计 200分
	护理技能	管理能力	临床实践能力	案例分析	患者满意度	小计	
	20%	20%	40%	10%	10%	100%	

表4－5　三级技术护士临床工作能力考核标准

日期：　　　　　　病区：姓名：　　　　　　　　得分：

考核项目		考核标准	评分等级					扣分 原因
			优秀	良好	合格	基本 合格	不 合格	
护理技能 （20分）		见技能考核表	得分：					
管理能力 （20分）		1. 协助护士长做好病房管理	10	8	6	4	2	
		2. 能够熟练指挥协调完成现场抢救工作	5	4	3	2	1	
		3. 指导并监督检查下级护士工作落实情况	5	4	3	2	1	
临床实践能力 （40分）	临床护理质量 （25分）	1. 责任区环境安全、整洁、秩序良好	10	8	6	4	2	
		2. 依照《医院患者入、出院护理工作制度及服务流程》进行责任区入、出院患者护理						
		3. 认真执行分级护理制度，分级护理标志明确，患者的护理级别和病情、自理能力相符						
		4. 负责责任区病危及一级护理患者的基础护理、病情观察、饮食与营养、心理护理、治疗、康复、健康指导等全程护理工作，保护患者隐私，做好患者专科护理	5	4	3	2	1	
		5. 全面掌握责任区患者病情，包括诊断、病情、治疗、护理问题及措施、病情变化等观察重点	5	4	3	2	1	

日期：		病区：姓名：					得分：	
临床实践能力（40分）	临床护理质量（25分）	6. 对患者进行全面、深入的健康教育和有专业特点的出院指导	5	4	3	2	1	
		7. 护理记录客观、准确、及时、完整						
	患者安全管理（15分）	1. 做好责任区患者评估（意外跌倒、压疮、管路、生活自理能力、营养、疼痛、DVT、MEWS 等）及预防，随时巡视，落实护理措施，保证患者安全	15	12	9	6	3	
		2. 认真落实各环节查对制度						
		3. 各种引流管通畅，放置位置正确，固定妥善，密切观察引流情况并准确记录						
		4. 做好负责责任区手术、检查、转科患者的安全评估，严格执行患者身份识别制度						
案例分析（10分）		1. 思维敏捷	10	8	6	4	2	
		2. 分析条理清楚，与主题相关性强						
		3. 措施具体可行						
患者满意度（10分）		进行患者满意度调查（3~5人）			得分：			

表4-6 三级技术护士岗位任职条件

	基本条件	岗位工作能力及技术水平	岗位聘用考核标准
三级技术护士	1. 学历：大专及以上学历 2. 资历： （1）在护士执业注册有效期内； （2）专科学历：主管护师及以上职称 本科学历：护师及以上职称 （3）二级 B 技术岗位满 2 年 （4）获得专科护士资格证书/通过教学老师竞聘	1. 能够胜任一级护理及病危患者的基础护理、病情观察、饮食与营养、治疗、康复、健康指导等全程护理工作 2. 具备对意外跌倒、管路、压疮、生活自理能力、疼痛分级、静脉炎分级、糖尿病足分级、营养、深静脉血栓形成、早期预警评分（MEWS）、意识障碍、住院患者心理状况评估量表、意识障碍患者疼痛评估等患者的评估及护理措施的落实能力	满足基本条件，自愿报名，参加竞聘，包括个人履职、临床实践及岗位工作能力、患者满意度、测评等方面，经过考评合格后公示、上岗，试用期1年，再考评合格后转正

续表

基本条件	岗位工作能力及技术水平	岗位聘用考核标准
	3. 能够熟练指挥、协调完成现场抢救	
	4. 独立完成疑难、复杂病例的护理，为危重患者提供治疗、给药、监测生命体征及病情变化等护理措施	
	5. 胜任专科领域护理，熟练掌握伤口护理、管路护理、气道护理等专科护理	
	6. 完成手术、检查、转科患者的安全评估及交接	
	7. 能够落实对患者入院、住院期间、出院全程的健康教育	
	8. 具备与患者及家属良好的沟通能力	
	9. 具有分析处理问题的能力，能够组织完成案例分析	
	10. 具备承担教学及科研任务的能力，协助护士长完成护理人员分层级培训计划和目标	
	11. 协助护士长完成持续护理质量改进及病房整体管理	
	12. 工作达标：完成病重病危患者护理500例次/年，每月完成一例重症个案报告，每年完成60学时院内/院外培训，主管以上技术职称继教学分达到25分，患者满意度≥90%	

表4-7　三级技术护士岗位职责

岗位职责：

1. 在护士长指导下，完成患者的全程护理工作，严格执行各项护理制度及操作规程

2. 清点物品，参加交接班，了解患者病情变化，做好床头交接班，全面了解患者的病情、治疗方案、护理要求等，做好护理计划

3. 认真落实分级护理制度，负责患者的基础护理、病情观察、饮食与营养、治疗、康复、健康指导等全程护理工作，并做好护理记录

4. 做好负责患者的意外跌倒、管路、压疮、生活自理能力、疼痛分级、静脉炎分级、糖尿病足分级、营养、深静脉血栓形成、早期预警评分（MEWS）、意识障碍、心理评估、意识障碍患者疼痛评估等，随时巡视，保证患者安全

5. 完成患者的专科护理

6. 完成危重患者的护理及抢救，保证抢救物品、药品、仪器的完好备用

7. 做好手术、检查、转科患者的安全评估及交接

8. 探视时间主动向患者家属介绍全天生活、饮食、治疗等情况，根据患者需求告知费用情况

9. 做好入院、住院、出院患者的健康教育

10. 保持病区清洁、整齐、安静、舒适、安全

11. 指导下级护理人员完成各项工作

12. 协助教学及带教老师完成临床教学任务

13. 协助护士长做好病房管理及持续护理质量改进

表4-8　三级技术护士工作质量考核标准

检查项目	检查标准	评分等级				
		优秀	良好	合格	基本合格	不合格
工作状态（5分）	1. 工作认真负责，积极主动完成工作	5	4	3	2	1
	2. 专业能力强，具有一定的管理能力及解决疑难问题的能力					
病房管理（10分）	1. 协助护士长做好病房管理	5	4	3	2	1
	2. 能够熟练指挥协调完成现场抢救工作	5	4	3	2	1
	3. 指导并监督检查下级护士工作落实情况					
临床护理质量（45分）	1. 责任区环境安全、整洁、秩序良好	5	4	3	2	1
	2. 依照《医院患者入、出院护理工作制度及服务流程》进行责任区入、出院患者护理	5	4	3	2	1
	3. 认真执行分级护理制度，分级护理标志明确，患者的护理级别和病情、自理能力相符	5	4	3	2	1
	4. 负责责任区病危及一级护理患者的基础护理、病情观察、饮食与营养、心理护理、治疗、康复、健康指导等全程护理工作，保护患者隐私，做好患者专科护理	10	8	6	4	2
	5. 全面掌握责任区患者病情包括诊断、病情、治疗、护理问题及措施、病情变化的观察重点	10	8	6	4	2
	6. 对患者进行全面、深入的健康教育和有专业特点的出院指导	5	4	3	2	1
	7. 护理记录客观、准确、及时、完整	5	4	3	2	1

续表

检查项目	检查标准	评分等级				
		优秀	良好	合格	基本合格	不合格
患者安全 （25分）	1. 做好责任区患者评估（意外跌倒、压疮、管路、生活自理能力、营养、疼痛、DVT、MEWS等）及预防，随时巡视，落实护理措施，保证患者安全	10	8	6	4	2
	2. 认真落实各环节查对制度	5	4	3	2	1
	3. 各种引流管通畅，放置位置正确，固定妥善，密切观察引流情况并准确记录	5	4	3	2	1
	4. 做好负责责任区手术、检查、转科患者的安全评估，严格执行患者身份识别制度	5	4	3	2	1
患者满意度 （10分）	1. 患者知晓自己的责任护士	5	4	3	2	1
	2. 患者对责任护士服务满意					
	3. 预警意识强，做好特殊患者及家属沟通	5	4	3	2	1
继续教育 （5分）	1. 协助教学老师，完成临床教学任务	5	4	3	2	1
	2. 按时参加护士培训					

表4-9 患者对责任护士满意度调查

序号	内容	选项				
		很满意	满意	一般	不满意	很不满意
1	当您需要时护士能否对您进行生活照顾	5	4	3	2	1
2	护士在照顾您时，（护士）能体谅您的病情，让您尽量舒适无痛吗	5	4	3	2	1
3	在您不使用呼叫器时，护士也能及时巡视病房，察觉您的需求	5	4	3	2	1
4	您觉得护士的操作技术熟练吗	5	4	3	2	1
5	在进行护理操作前，护士能与您交流为什么要进行此项操作，应注意什么	5	4	3	2	1
6	在进行护理治疗时，护士会不会注意用拉帘、遮挡等方式保护您的隐私	5	4	3	2	1

续表

序号	内容	选项				
		很满意	满意	一般	不满意	很不满意
7	护士为您讲过与您疾病相关的健康知识吗	5	4	3	2	1
8	在您有任何疑问时，护士会不会耐心解答	5	4	3	2	1
9	住院期间您觉得护士尊重您，对您有礼貌吗	5	4	3	2	1
10	总体来说您对住院期间的护士服务的满意度	5	4	3	2	1

责任护士：

得分：

第三节　护理人员合理使用

护理人员合理使用及调配是医疗卫生机构为满足社会对护理服务的需求，科学分配护理人力，使人员与护理服务活动合理匹配的过程，我国《护士条例》和国家对医院各岗位护士人数配置都有明确规定，保证护士数量充足、结构合理，满足临床工作需求。

一、护理排班

在医疗体制改革的新形势下，护士作为医院的重要人力资源，如何通过科学合理的护理排班模式，充分利用现有的护理人力资源，从而发挥其最大效率是目前护理管理工作者需要认真思考的问题。护理排班方法多种多样，护理管理者应该根据临床实际，将各种排班方法有机结合起来，实现各方法间的优势互补，从而充分利用现有的护理人力资源，提高护理工作效率。

（一）护理排班原则

1. 满足需求原则

患者护理结局的好坏，与护理人力的配备有直接关系。满足需要是指各班次的护理人力在质量和数量上要能够完成所有当班护理活动，从整体角度满足患者需要。

对于护理人力配置而言，护理管理者一直在探求以患者需要为导向的指标，"护患比"便是其中之一。护患比反映护理服务的有效人力投入，反映执业护士直接照护患者数量情况，而护理人力的合理配置，是护理服务的规范化的基本保障。无论是从逻辑还是实证研究的结果上看，合理护理人力配备与护理质量密切相关，如护患比过高，代表每个护士照护患者数量增加，护士的护理工作量超负荷，将影响护理质量、患者结果及护理队伍稳定。

原国家卫计委颁布的"三级医院评审标准"主张每个责任护士平均看护患者数量不超过 8 个。实践表明，当护患比达到 1 : 8 时，护理服务质量能够得到保障，护患比若低于此值，应当考虑增加护理人力的配置。当管理者发现不同班次之间护患比的差异很大，夜班的护患比明显低于此值，则应根据患者护理工作量需求配备护士人数，满足临床患者需求。

除了满足服务对象的需要外，从人性化管理和管理的服务观点出发，管理者在排班过程中不要忽略了值班护理人员的需求。护士长在具体安排时要注意考虑不同年龄段护理人员的特点和个人需求，在两者不发生冲突的情况下，应做到合理调整和安排，尽量为护士提供方便。

2. 结构合理原则

科学合理地对各班次护理人员进行搭配是有效利用人力资源，保证临床护理质量的关键。护理人员合理搭配的基本要求是：各班次护理人员的专业能力和专科护理水平相对均衡，尽量缩小各班次护理人员在技术力量上的悬殊；保证每个护理班次都有能够处理临床护理疑难问题的资深护理人员，从而避免人力安排不当出现的护理薄弱环节，保证各班的护理质量。

3. 效率原则

护理管理者排班面临的另一个挑战是用尽可能少的人力成本，完成尽可能多的护理任务，同时保证护理质量。在具体排班时，护士长应结合每天护理工作量对护理人员进行合理组织和动态调整，护理人员调整参照指标包括病房当日实际开放床位数、病危人数、等级护理工作量、手术人数、治疗业务配合需求、当班护理人员实际工作能力等。有效的护理人力管理是在保证护理质量的前提下把人员的成本消耗控制在最低限度。

4. 公平原则

受到公平对待是每一个人的基本需求，也是成功管理的关键，在护理人员班次的安排上也不例外。护士长应根据护理工作的需要，合理安排各班次和节假日值班护理人员，做到一视同仁。是否受到公平对待对加强团队凝聚力，调动护理人员工作积极性具有直接影响，值得管理者引起重视。

5. 按职上岗原则

除上述原则外，护士长还应结合护理人员的专业技术职称进行工作安排。基本原则是：高职称、能力强的护理人员承担专业技术强、难度大、疑难危重患者的护理工作；低年资护士承担常规和一般患者的护理工作。这样可以从职业成本和发展规律的角度保证护理人才培养和临床护理质量。

（二）护理排班方法的研究进展

1. 按值班时间排班

（1）固定排班

①周班制：护士按白班、夜班固定值班，每周轮转1次。由于各个岗位、时段护士相对固定，稳定了护患接触时段，便于互相了解和交流，并取得情感上的理解和支持，从而建立良好的护患关系。

②月固定排班法：护士按白班、夜班固定值班，每月轮转1次。有文献报道，肿瘤科护士接触的患者是特殊的弱势群体，而且对护理服务质量非常挑剔，对医疗费用非常敏感，稍有不慎会导致其对护理工作的全面否定。因此，在肿瘤科实施月固定排班法能减少众多交接环节，保证护理质量持续改进。

③全夜班制：全夜班工作时间为21：00～8：00，实行6日轮转，周工作时间以35小时为标准计算，超出时间计正数，不足计负数。实施全夜班制后，主班直接与全夜班交接班，减少了交接班环节（由原来3次减少为2次），主、夜班对患者的观察及记录具有连续性和完整性。

（2）连续排班　连续排班是在不增加护士人数的情况下，保留传统排班中的办公班，将其余5～6个班种整合成上午班（A班）、下午班（P班）、夜班（N班）3个班。连续性排班（简称APN）设秘书（办公）护士1名，值白班；A班3～5名，工作时间8：00～18：00；P班2～3名，工作时间15：30～22：30；N班2～3名，工作时间22：00至次晨8：00。最新研究表明，该排班方式减少了护理人员的交班次数，节省了工作时间，有效地提高了工作效率，并且降低了不安全事件的发生率；查对工作落实到位，增强了各项治疗的安全性；增加了中午、夜间等时段的护士人数，更好地保障了患者的生命安全；夜间交接班的时间由传统的凌晨1：00提前至22：00，减少了夜班护士床边交接班对患者休息的影响，体现了护理服务的科学性和人文关怀。

（3）弹性排班　弹性排班是在原有周期性排班的基础上，根据临床实际，为解决人力资源紧缺，在8小时工作时间内按护理需求所采取的具体排班方法，即根据工作量的不同随时调整在岗人员数量，以保证取得最佳的工作效率。该排班方式具有班次弹性和休息弹性，能较好体现以人为本的原则，保质、保量地完成护理工作及合理安排护士休假等，尤其适用于手术室、急诊室、产房等特殊岗位，其优点是充分利用在岗人员的工作时间、节约人力成本、工作效率较高。缺点是护理人员班次不固定，不易掌握个人时间。弹性排班对护理管理者的经验与判断能力要求较高，要求其根据具体情况随时分析人力需求，做出正确判断，合理安排护理人员。

2. 根据人员情况分层级排班

这是根据患者的病情需要及治疗要求，将不同层级、不同工作能力和工作经验的护士进行分组、分层排班，分别负责一定数量的患者，从入院到出院提供连续、全程的整体护理服务的一种排班方式。在分层级排班中对护士进行分层级管理和使用，责任组长采取竞聘形式产生，由护士长任命，负责小组护理工作的组织实施。每名责任护士分管小组内不同数量的患者（负责床位以不超过 8 张为宜），按照责任制整体护理中的护理程序，对每位患者进行连续、有效、全面的护理。

3. 自我排班

为了克服循环式排班法的局限性，20 世纪 70 年代出现了自我排班法，先由护士长确定排班规则，再由护士自行排班，最后由护士长协调确定，它是由护理人员共同参与的一种排班方法，是"控制理论"与"需要层次论"在护士排班中的灵活应用。在临床排班时也可通过设立护士排班需求记录，既满足护士的需求，又不影响护理质量的人性化排班。这种排班模式顾及个人与集体双方需要，给护士提供最大的灵活性，保证人员之间的公正和公平，使护士能最大程度参与工作时段的安排和保持良好的工作能力，逐渐增强护士的主人翁感和责任感，从而提高护士的工作满意度，减少护士的离职率，有利于为患者提供高质量的护理服务。但由于人际关系复杂，且需要满足的个人需求较多，从而占用了管理者大量的时间和精力。

4. 信息化排班

信息化排班是将现代信息技术与先进的护理管理理念相融合，考虑护士排班的相关因素和约束条件等情况，进行数学建模并通过计算机软件技术进行排班，以提高排班效率的过程和方法。护理管理者通过科学合理的护理人力资源配置，达到人力成本的最小化，降低医院的运营成本。信息化排班模型结合了数学方法及计算机技术，排班时间短、质量高，提高了排班工作效率，满足了患者、护士、医院经营管理的需求，保证排班公平性，提高护士工作满意度。同时考虑到劳动法规的约束条件，解决了护士劳动组合优化问题，降低了护理管理者的工作量，提高了护理工作效率和质量。

二、动态管理，弹性调配

动态调配指当人员或岗位要求发生变化时，适时地对人员配备进行相应的调整，统筹兼顾以保证始终使合适的人在合适的岗位上工作。护理人员动态管理的构建基于护理岗位管理，应将人员的动态管理和岗位的动态管理有机结合起来，以发挥最大的作用。

（一）护士岗位动态管理的意义

1. 护士岗位动态管理是建立护理人员竞争机制、流动机制和调配机制的手段

岗位轮转、岗位竞聘等方法可以激发护理人员创造性思维，提高护理工作积极性。通过比较不同人员在同一岗位上的工作能力，同时加强对各种护理人员的关注，科室和护理人员进行双向选择，有利于护理人员找到自身定位，也有利于科室引进合适的人才。

2. 有助于培养多专业技能的护理人才，提升护理人员满意度

动态岗位的设置为护理人员提供了更多到其他科室学习的机会。护理人员能够更直接、更客观地了解其他科室，丰富工作经验，有利于定位规划职业发展方向，从而进一步提升护理人员对医院、对护理专业、对自身发展的满意度。

3. 优化护理人力资源的配置和使用

护理部可根据临床科室的实际工作需要从护士机动库合理调配护理人力资源，保证临床护理工作安全。通过护士岗位动态管理，鼓励高年资、高学历、德才兼备的护理人员担任重要的临床护理岗位，达到"人尽其才，才尽其用"的作用，避免了高年资、有临床经验的护士担任办公、总务护士，而未承担护理临床一线工作的情况。

（二）护士岗位动态管理的注意事项

首先，护理人员岗位编制要适应发展的需要。工作岗位或岗位内容要求是在变化发展的，人对工作岗位的适应也有一个认识与实践的过程。由于种种原因，使得能级不对应，用非所长等情况也时常发生。因此，如果对个人进行终身定位，不仅会影响工作质量和效率，更不利于个人和组织的全面成长。任何管理模式都不会是一成不变的。同样，能级对应和优势定位只有在不断调整的动态发展过程中才能逐步实现。

其次，动态管理是提高现有护士人力的重要手段。在我国护理人力资源绝对和相对均不足的情况下，护理管理者变革管理思路，最大限度地充分利用现有护理人力资源，是保证护理质量和安全的重要手段。护理管理者应根据政策和形势的要求，不断细化和规范护理人员的动态调配，有预见能力、创新能力和改革能力，重视和落实护士岗位管理，在人事管理上发挥对护理人员的筛选、调配、选用、培养的职责和权利。

再次，动态调配应由护理管理者直接调配，建立和健全医院护理管理体制，完善医院护理部主任职权配套体系。护理管理工作需要实事求是地结合本国国情

和本地医院情况，从实际出发，从大局出发，从全局出发，配合医院战略规划和总体发展，创建适合自己医院发展的责任制整体护理的工作管理模式，提供护理人员编制和配备的决策性建议，发挥管理职能应有的作用。

三、护理人力资源合理使用的具体实施

（一）科室排班的具体实施

科学合理地进行护理排班，不仅能缓解护士生理、心理压力，提高其生活及工作质量，还可以调动护士的工作积极性，提高工作满意度。近年来我院开展信息化管理，根据无陪伴医院的特点，结合医院的实际情况，建立信息化护理排班系统，设置6个功能模块，分别为科室排班、排班审查、私人需求设置、请假管理、统计分析、排班设置。

1. 科室排班

（1）护士基础资料　即所在科室、姓名、分组、层级、工号、性别、婚姻、学历、年资、职称、职务等。

（2）护理排班生成　即指定每天具体的班次及对应的护士，完成排班工作；可使用已设置好的排班模板，也可手动安排，但都需要指定具体的护士，病房科室还需要指定具体的护理床位；需要确认生效后才生成排班记录；如果出现加班或需要扣除班时值，可在当天班次上选择加（扣）班和时长。

（3）护士排班修改　即对未提交至护理部的班次进行修改，一旦提交至护理部，则无修改权限。

（4）统计　即在排班过程中实时显示某一护士在该时间段的夜班次数、班时值、加扣班情况。

（5）显示和打印排班表　即按一定模板显示和打印排班表，可任意选时间段打印。

2. 排班审查

即对某一时间段是否已经排班、是否提交至护理部进行审查。

3. 私人需求设置

包括开始时间、结束时间、需求类别、需求说明，当护士有倒班、倒休等需求时，提出此申请。护士长在排班前会根据护士的需求，在保证临床护理质量的前提下，尽可能满足护士的合理要求，尤其在节假日，充分考虑非本地护理人员的返乡需求，合理安排班次，这种排班方式的应用得到了广大护理人员的好评，为创建磁性护理文化奠定了夯实的基础。

4. 请假管理

护士有请假需求时，从个人账号的请假管理栏内出请假申请，包括请假类型、开始时间、结束时间、请假天数，上报护士长等待审批，审批通过后会在科室排班对应的时间段内生成相应排班。

5. 统计分析

对某一时间段的排班进行统计，包括岗位统计、护患比统计、床护比统计、夜班费统计等。

6. 排班设置

（1）全院班次设置　即将全院的次类型设置入系统，方便护士长在排班时可直接选择。

（2）科室班次设置　即在全院班次类型的基础上，选择各自科室需要的班次类型，省去排班时在全院众多班次类型中选择排班的麻烦。

（3）分组设置　即护士长在排班前可先将科室的床位进行分组，方便排班时对护士进行分组的安排。

（4）请假类型设置　对护士提出的请假申请系统要求上传相关的证明材料，以进行审批，如护士申请病假，则需在提出病假申请时上传诊断证明的照片。

（二）护士岗位动态管理方式

动态调配护理人力资源，是保证护理质量，保障患者安全，降低护理成本的重要措施。护理单元因各种原因发生岗位空缺或岗位不足时，从护士长、科护士长和护理部三个层面对护理人员进行及时调配，填补岗位空缺或补充岗位不足，以保证各科室护理工作的顺利完成。护士岗位动态管理方式多样，我院在实际开展过程中主要采用以下几种方式对护士岗位进行动态管理。

1. 出现特殊情况实施护理人力资源弹性调配

（1）调配时机　①由于急、危、重患者增多或季节性患者增多，护理工作量加大；②护士休假，包括产假、病事假等。

（2）调配种类　①短期调配：上述情况持续时间在1周以内，由病区护士长自行安排；②中长期调配：上述情况持续时间在1周以上，科室人员不能满足临床需求的情况下，需逐级上报。

（3）调配流程　病区护士长向科护士长提出申请，经评估调研后向护理部汇报并提出申请，按需调配护理人员。被调配护理人员完成临床工作标准的资质要求为全科护士和五年资以下护士。

2. 发生紧急情况包括突发公共事件、重大抢救、特殊保健（医疗任务）等，

进行护理人员紧急调配

调配方案如下：

（1）日间 护理部负责人员调配，根据伤情调配内、外科护理人员三名，内科系统疾病协调心脏内科护理人员；外科系统疾病协调普通外科及骨科护理人员；ICU 护理人员一名以及运送人员一名。

（2）夜间 夜班护士长负责人员协调，根据伤情调配内、外科双值班护理人员三名，内科系统疾病协调心脏内科护理人员，外科系统疾病协调普通外科及骨科的护理人员；ICU 护理人员一名以及运送人员一名。

（3）特别重大事件（伤员 >10 人）启动护士应急队。

（4）被调配护理人员要求：符合岗位标准要求，具有相关的知识及工作经验；全科护士及急诊护士应急队。

第四节 护理绩效管理

随着无陪伴优质护理的深入开展和公立医院医疗体制改革的逐步推进，医院在组织结构、运营理念、服务方式等方面不断调整，激励全体护士贡献出自己的最大力量，努力提高护理质量，为患者提供最优质的服务。在此背景之下，以护理信息化建设为技术支撑，建立了护理新绩效管理体系。实践表明，这种新的绩效管理体系不但加强了医院的临床护理队伍建设、优化了临床护理服务流程，更有效改善了护理质量和患者安全，提高了患者的护理满意度水平，从而促进了医院护理水平的整体提升。

一、认识绩效管理

（一）绩效的本质

绩效（performance），在英文中是一个相当宽泛的名词。不同场景、不同时期、不同学术背景的人对于绩效的理解和认识不尽相同。在国外，绩效经常与生产力、质量、数量、效果、价值等紧密相关，而在国内，许多文献又将绩效等同于效率、表现、政治思想水平、利润水平甚至能力水平等概念。不同领域甚至相同领域的人，似乎都可以按照自己的理解对绩效进行界定。以下是几种最常见的看法。

绩效是一套与组织或个人体现组织目标相关的行为的集合（Murphy，1990）。

绩效应该定义为工作的结果，因为这些工作结果与组织的战略目标、顾客满意度及所投资金的关系最为密切（Bernadin，1995）。

绩效是行为，应该与结果区分开，因此结果会受到系统因素的影响（Campbell，1990）。

从不同角度看绩效，其内容是不同的。

1. 从管理学视角看绩效

从管理学的角度看，绩效是组织期望的结果，是组织为实现其目标而展现在不同层面上的有效输出。它包括个人绩效和组织绩效两个方面。组织绩效建立在个人绩效实现的基础上，但个人绩效的实现并不能保证组织绩效。当组织的绩效按一定逻辑关系被层层分解到每一个工作岗位及每一个人时，只要每一个人都达到组织的要求，组织的绩效就实现了。但是，组织战略的失误可能造成个人的绩效目标偏离组织的绩效目标，从而导致组织绩效的失败。

2. 从经济学视角看绩效

从经济学的角度看，绩效与薪酬是个人和组织之间的对等承诺关系，绩效是个人对组织的承诺，而薪酬则是组织对个人的相应承诺。一个人进入组织，必须对组织所要求的绩效做出承诺，这是进入组织的前提条件。当个人完成了他对组织的承诺时，组织就要实现其对个人的承诺。这种对等承诺关系的本质，体现了等价交换的原则，而这一原则正是市场经济运行的基本原则。在推进绩效管理时，有一个很重要的环节，就是上下级之间要签订"绩效合同"。

3. 从社会学视角看绩效

从社会学的角度看，绩效意味着每一位社会成员按照社会分工所确定的角度承担其相应的职责。他的生存权利是由其他人的绩效保证的，而他的绩效又保障其他人的生存权利。因此，出色地完成个人的绩效是作为社会成员的义务，他受惠于社会就必须回馈社会。

绩效的发明者、管理学之父彼得·德鲁克是这么总结绩效的：在一个商业组织内绩效就意味着组织或者组织成员对目标的完成情况，目标是否完成了，完成得怎么样。由此我们可以总结到，绩效就是工作结果及达到结果的过程。而护理绩效则是指各项护理工作所产生的结果及达到这一结果的护理过程。

（二）绩效管理的内涵

清楚了什么是绩效，那么绩效管理又是什么呢？从字面意思来看，如果绩效是工作结果及达到结果的过程，那么绩效管理就是对组织运营结果和过程的管理。

既然要管理组织的运营结果，首先要确定我们想要的是什么样的运营结果，即组织运营的目标。对组织运营过程的管理就是为了确保目标的实现，确保执行的过程不出现偏差。因此，要想达到组织目标，就必须对这一目标进行清晰的界定，然后再将其分解到组织的每个部门和每个成员；接着，组织要根据这个目标开动脑筋，综合各方面力量找出实现目标的措施和方法，即组织的工作计划，然后实施这个计划，从而确保目标的顺利完成。因此必须：①不断检查各个分目标的完成情况，并优化调整；②帮助员工正确地做事，提高其工作能力，确保目标达成；③不断检查，确保计划正常进行，并解决计划执行过程中的突发状况；④截止期限前要评估目标是否达到；⑤组织需要持久发展，需要成员不断地完成各项经营目标，因此必须对上一个过程中表现好的成员进行奖励和晋升，对表现不好的员工促使其改进。

从上面的分析可以看出，绩效管理是通过对组织目标的建立、目标分解、过程检查、业绩评价与反馈等将绩效活动融入组织日常管理活动中，以激励员工持续改进并最终实现组织目标的一种管理活动。绩效管理在人力资源管理中处于极其重要的基础性地位，它能够为一个组织的人力资源规划、人员招聘和培训、薪酬设计、员工职业发展提供依据。绩效管理的成功与否，不仅直接关系到组织的各项政策实施，而且和员工的切身利益息息相关。因此，绩效管理必须要客观、公正，而要想做到这一点，就需要建立大家公认的绩效管理体系，用事实说话，用数据说话，用精确、定量化的语言来描述事实。

有学者指出，护理绩效是护理人员在护理工作中所做出的成绩和贡献，是护理人员在护理工作中对自己所掌握的理论知识和操作技能实际应用的体现，是护理人员的个体能力在工作环境中表现出的程度和结果。而护理绩效管理就是针对护士在护理工作中的行为和结果的管理。

（三）绩效管理基本过程

从绩效管理的概念我们可以看出：绩效管理本质上是一个 PDCA 循环，而不是一个简单的动作。这个循环包括以下 5 个步骤，即绩效计划与指标体系的构建、绩效管理的过程控制、绩效考核与评估、绩效反馈与面谈以及绩效考核结果的应用。

1. 绩效计划与指标体系的构建

绩效计划作为绩效管理过程的第一个环节，是绩效管理实施的关键和基础所在。绩效计划制定得科学合理与否，直接影响着绩效管理整体的实施效果。在这一阶段，需要管理者和员工共同投入参与，如果管理者单方面布置任务，员工单纯地接受要求，绩效管理就变成了传统的管理活动，也失去了协作性的意义。

有了明确的计划之后，便要根据计划构建绩效指标体系。指标体系包括绩效指标和与之相对应的标准。绩效指标是指对组织或个人绩效进行评估的要素，而绩效标准则是各个绩效指标应该达到什么样的水平。换言之，指标明确了组织应该关注什么才能实现其战略目标；而标准则着重强调被评价对象需要在各个指标上做得怎样或完成多少。绩效指标与绩效标准是相互对应的。

2. 绩效管理的过程控制

制定了绩效计划和指标体系之后，被评估者就开始按照计划开展工作。绩效管理不仅关注最终任务完成情况、目标完成情况、结果或产出，同时还要关注绩效形成的过程。过分地强调结果或产出会使组织管理者无法准确地获得个体活动信息，从而不能很好地对员工进行指导和帮助，而且更多时候会导致组织的短期行为。在整个绩效期间内，管理者需要对员工进行指导和监督，即进行持续的绩效沟通。这种沟通是一个双方追踪进展情况、找到影响绩效的障碍及得到使双方成功所需信息的过程。持续的绩效沟通能够保证管理者和员工共同努力、及时处理出现的问题、修订工作职责，使上下级在平等的交往中相互获取信息、增进了解、联络感情，从而保证员工的工作能够正常开展，绩效实施过程能够顺利推进。

3. 绩效考核与评估

对员工和组织的绩效表现进行评价即为绩效考核，它是绩效管理的重点和关键。没有绩效考核，就没有考核结果，也就无法对员工和组织过去的绩效表现进行总结，发现其工作中存在的问题以及找到改善绩效的方法。绩效考核通常是按照事先确定的绩效目标和标准，考查员工实际完成的绩效情况，结合具体情况和实际需要，可以进行月考核、季考核、半年考核和年度考核。考核包括工作结果考核和工作行为评估两个方面。其中，工作结果考核是对考核期内员工工作目标实现程度的测量和评价，一般由员工的直接上级按照绩效标准，对员工的每一个工作目标完成情况进行等级评定；而工作行为考核则是针对员工在绩效周期内表现出来的具体行为进行评估。同时，在绩效实施过程中，所收集到的能够说明被评估者绩效表现的数据和事实，可以作为判断被评估者是否达到绩效指标要求的依据。

4. 绩效反馈与面谈

绩效管理的过程并不是绩效考核结果打出一个分数就结束了，主管人员还需要与员工进行一次甚至多次面对面的沟通与交流。通过绩效反馈面谈，使员工了解上级对自己的期望，了解自己的绩效情况，进而认识到自己有待改进的方面；同时，员工也可以提出自己在完成绩效目标中遇到的困难，请求上级的指导和帮助。

5. 绩效考核结果的应用

绩效考核结束后，不可将考核结果置之不理，而是要将其与相应的其他管理环节相衔接。这种衔接主要通过以下几个管理接口实现。

（1）制定绩效改进计划 绩效改进是绩效管理中的一个重要环节。传统的绩效考核在对员工的工作业绩进行评估之后，将评估结果作为员工薪酬、奖惩、晋升或降级的标准。而现代绩效管理的目的不限于此，员工能力的不断提高和绩效的持续改进与发展才是其根本目的。绩效考核结果反馈给员工后，不但有利于员工认识到自己的工作成效，更能够发现自己工作过程中的不足之处，从而积极主动地改进工作。因此，绩效改进工作的成功与否，是绩效管理过程是否发挥效用的关键。

（2）组织培训 组织培训是指根据绩效考核的结果分析对员工进行量身定制的培训。对于难以靠自学或规范自身行为态度就能改进绩效的员工来说，可能真的是在知识、技能或能力方面出现了"瓶颈"，因此管理者必须及时认识到这种需求，有针对性地安排一些培训项目，组织员工参加培训或接受再教育，及时弥补员工能力的欠缺。这样带来的结果既满足了完成工作任务的需要，又可以使员工享受免费学习的机会，可实现对组织和员工的双赢。而培训和再教育也越来越成为组织吸引优秀员工加盟的一项福利。

（3）薪酬奖金的分配 企业或事业单位除了基本工资外，一般都有绩效奖金。绩效奖金是直接与员工个人业绩相挂钩的。一般来说，绩效评价越高，绩效奖金越多。这是对员工追求高水平绩效的一种鼓励与肯定。

（4）员工职业发展 根据绩效评价的结果最大限度地帮助员工发展他们的优点，同时使他们的缺点最小化，在此基础上帮助员工发展和执行他们的职业生涯规划。

（四）常用绩效管理工具

在绩效管理过程中，目标管理法、关键绩效指标、平衡计分卡是应用最为普遍的技术支撑，分别对其简述如下。

1. 目标管理法

目标管理法是美国著名的管理学家彼得·德鲁克在《管理的实践》中最早提出的。德鲁克认为，企业的目的和任务都必须转化为具体的目标，而企业目标只有通过分解变成每个更为细致、可操作性的目标后才能够实现。他认为，是先有了目标，才能确定每个人的工作。组织的最高领导层应该根据组织面临的形式和需要，制定出一定时期内组织经营活动所要达到的总目标，然后将总目标分解，逐级展开，制定出各部门甚至员工个人的目标。用总目标指导分目标，用分目标指导分目标，并层层落实，要求下属各部门主管以及每位员工根据上级制定的目标进行工作。

为了使绩效目标具有客观性、科学性和可操作性，管理者在制定目标的过程中须遵循"SMART"原则。

（1）明确性（specific）　目标明确几乎是所有成功团队的一致特点。因此护理管理者应该用通俗易懂的语言清楚地说明要达成的目标。目标设置要有项目名称、衡量标准、达成措施、完成期限以及资源要求，使考核者能够很清楚部门或科室特定时间计划要做哪些事情，计划完成到什么程度。

（2）衡量性（measurable）　指目标应该是明确可测，有一组明确的数据作为衡量是否达成目标的依据。目标衡量的标准遵循"能量化的量化，不能量化的质化"的原则。

（3）可实现性（attainable）　目标设置要坚持上下沟通、员工参与，使拟定的工作目标在组织及个人之间达成一致，即便是工作内容繁杂，也要具有可实现性。

（4）相关性（relevant）　目标的相关性是指实现此目标和其他目标的关联情况。如果实现了此目标，但与其他的目标完全不相关或者相关度很低，那么，这个目标即使达到了，意义也不是很大。

（5）时限性（time‒based）　目标设置要具有时间限制，根据工作任务的性质、事情的轻重缓急，制定出完成目标项目的时间要求，及时掌握项目进展的情况，定期检查项目的完成进度，便于进行及时的工作指导以及根据工作计划的异常情况变化及时地调整工作计划。

2. 关键绩效指标

1897 年，意大利经济学家帕累托在研究中发现一件奇怪的事情：19 世纪英国人的财富分配呈现一种不平衡的模式，大部分的社会财富都流向了少数人的手里。后人对他这项发现有不同的命名，其中二八法则是其中的一个说法。随着人们对二八法则认识的逐步深入，它逐渐被很多管理者所重视。那么，二八法则对管理者而言意味着什么呢？这要求管理者在平常的管理上不应事无巨细，要抓住管理的重点，包括关键的人、关键的环节、关键的岗位以及关键的项目等。

关键绩效指标（key performance indicator，KPI）的理论基础即是二八法则，具体体现在一个企业在价值创造过程中，每个部门和每个员工的 80% 的工作任务是由 20% 的关键行为完成的，抓住 20% 的关键，就抓住了主体。它是衡量组织绩效的一种目标式量化管理，可以使个人明确组织的主要责任，并朝着组织战略目标努力。KPI 使上下级对职位职责和关键绩效达成清晰的共识，确保集中精力完成主要目标；同时 KPI 为绩效管理提供了透明、客观、可衡量的基础指标；通过定期分析绩效反馈，管理人员能及时诊断薄弱关键指标，采取措施予以改进。

3. 平衡计分卡（the balanced scorecard，BSC）

平衡计分卡是由美国哈佛大学商学院的卡普兰教授和诺顿教授提出的。其核心思想是帮助管理者把宏观战略目标分解到每个部门和每位员工，通过财务、客户、内部流程、学习与成长四个角度的指标之间的相互驱动因果关系，展现组织的战略轨迹，实现"绩效考核—绩效改进"以及"战略实施—战略修正"的战略目标过程。平衡计分卡是一种综合性的绩效评价体系，对每个角度设计适当的评价指标，赋予不同的权重，从而形成一套全面而完整的绩效评价体系。在这四个角度中，财务评价是组织的最终目的，客户评价是关键，内部流程评价是基础，学习和成长评价是核心。

二、护理绩效管理的重要意义

（一）绩效管理可以有效促进护理质量管理

组织绩效可以表现为质量和数量两个方面。对于护理工作而言，质量已成为组织绩效的一个重要方面，护理质量管理也越来越成为人们关注的热点。Kathleen Guin 指出："实际上，绩效管理过程可以加强全面质量管理（total quality management，TQM）。因为绩效管理可以给管理者提供 TQM 的技能和工具，使管理者能够将 TQM 看作组织文化的一个重要组成部分。"可以说，一个设计科学的绩效管理过程本身就是一个追求质量的过程，达到或超过护士和患者的双重期望，使护士能够将全部精力放在质量目标上。

（二）绩效管理有助于适应护理部组织结构调整和变化

自 2005 年开展住院患者无陪伴以来，医院护理部在人员结构和岗位设置上进行了大幅度调整。组织结构调整后，护理管理的思想和风格也相应地改变，如给护士更多的自主权，以便更快更好地满足患者的需求；给护士更多参与管理的机会，促进他们对工作的投入，提高他们的工作满意度；给护士更多的支持和指导，不断提高他们的胜任能力等。所有这一切都必须通过建立绩效管理系统才能得以实现。

（三）绩效管理能够有效避免护理管理人员与护士之间的冲突

当护士认识到绩效管理是一种帮助而不是责备的过程时，他们会更加积极合作和坦诚相处。绩效管理不是讨论绩效低下的问题，而是讨论护士的工作成就、成功和进步，这是护士和护理管理者的共同愿望。有关绩效的讨论不应仅仅局限于管理者评判护士，还应该鼓励护士自我评价及相互交流双方对绩效的看法等。

发生冲突和尴尬的情况常常是因为经历在问题变得严重之前没有及时处理，问题发现的越早，越利于问题的解决。护理管理者的应通过观察发现问题，帮助护士评价、改进自己的工作，共同找出解决问题的对策。如果护理管理者把绩效管理看成是双方的一种合作过程，那么冲突将会减少，合作将会增强。

（四）绩效管理可以节约护理管理者的时间成本

绩效管理可以使护士明确自己的工作任务和工作目标，知道管理者希望他们做什么，可以做什么样的决策，必须把工作干到什么样的程度，何时需要领导指导等。教给护士必要的知识，帮助他们进行合理的自我决策，减少护士之间因职责不明而产生的误解，帮助护士找到错误和低效率的原因，减少错误和差错（包括重复犯错误的问题），找出成功路上的障碍，以免日后付出更大的代价。这样，管理者就不必介入正在从事的各种事务中进行过细管理，从而节省时间去做自己应该做的事。从这一认识出发，绩效管理是一种为防止问题发生而进行的时间投资。

（五）绩效管理可以促进护士的职业发展

通过绩效管理，护士更加明确自己的工作目标，也了解自己取得一定的绩效后会得到什么样的奖酬，她就会努力提高自己的期望值，如学习新知识、新技能，以提高自己胜任工作的能力，取得理想的绩效，使自身得到进步。从这一点而言，我们也可以认为绩效管理是一种为促进护士职业发展而进行的人力资本投资。

综上所述，绩效管理是护理管理中不可或缺的一环。如果绩效管理得当，对每个人都会有明显的益处。尽管绩效管理不能够解决所有问题，但它却能够为处理好其中大部分管理问题提供一个工具。

三、无陪伴病房护理绩效管理实践简述

（一）对临床护理单元科学分类

依据护理单元风险和工作负荷等指标，对临床所有护理单元进行分类。这是在进行绩效管理之前必须要做的工作。只有确定了临床护理单元类别，才能针对不同类别的护理单元设立不同绩效指标，从而进行科学的绩效管理。

为了更好确定临床护理单元类别，护理部采用问卷测评和客观指标，通过综合计算得出临床护理单元风险系数，依据不同护理单元风险系数得分的高低确定临床护理单元分类。

1. 编制《临床护理单元风险测评问卷》

（1）形成问卷条目及评分方法　在编制问卷的过程中，遵循以下三项原则。

①简洁性原则，即问卷应尽可能简洁化，降低被调查者的填写负担，增加条目的实用性；②可靠性原则，即使用科学的方法发展问卷；③全面性原则，即在问卷条目精简的情况下，问卷条目能够全面反映临床护理单元的风险。在此基础上，通过以下两个过程形成问卷：首先，通过文献回顾，检索国内外相关文献、著作，收集文献中关于临床护理单元风险测评的相关内容，初步形成问卷；其次，通过专家会议，对初步形成的问卷进行修改和调整，确立问卷的条目构成和评分方法。其中，专家会议的人数为7人，专家的选择标准如下。①临床护理管理专家：具有本科及以上学历，主管护师及以上职称，在医院从事临床护理管理工作≥10年，具有丰富的临床管理经验，熟悉临床护理单元的常见风险因素；②临床护理专家：具有本科及以上学历，主管护师及以上职称，在医院从事临床护理工作≥10年，对临床护理单元有较强的风险识别能力。最终，选择临床护理管理专家4人、临床护理专家3人。

（2）应用德尔菲法确立问卷各条目权重　依据各条目在临床护理单元风险测评中的重要性，通过两轮专家函询，确立条目权重。两轮函询专家的选择标准为：在医院从事临床护理工作≥10年，具有大专及以上学历，主管护师及以上职称，熟悉临床护理单元的常见风险因素。最终，选择了符合条件的病区护士长共计38人。函询问卷的发放为在每周的全院护士长大会上进行现场发放，下次会议时统一收回。其中，第一轮函询的目的是初步确立各条目的权重，第二轮依据第一轮的反馈结果，进一步权衡并最终确定各条目权重。

（3）形成《临床护理单元风险测评问卷》　最终形成的《临床护理单元风险测评问卷》共包括6个条目，分别为：护理操作、患者病情危重程度、患者照护难易度、护患沟通难易度、不良事件发生风险、职业暴露风险，各条目的权重分别为24%、24%、20%、11%、12%、9%。每一条目均有详细的定义和评分参考依据，评分方法为0~10数字评分法。问卷内容见表4-10。

（4）确定临床护理单元风险测评得分　在全院护士长大会上请所有护士长在排除本病区之外对其他病区进行打分，发放问卷38份，回收38份，回收率100%。对回收的问卷进行统计分析之后，得出不同病区的临床护理单元风险测评问卷得分。

2. 客观指标

为了弥补主观测评结果的片面性，在医院信息系统的技术支持下，护理部联合绩效办公室，通过文献回顾、专家会议等方法确定客观指标，包括整体指标3项及操作指标6项。其中，整体指标分别为实际病床使用率、实际占用总床日数、出院者平均住院日；操作指标分别为留置针穿刺、静脉点滴、静脉注射、皮内注射、皮下注射、肌内注射。

确定了指标之后，就需要从医院信息系统中调取各病区指标数据。同时绩效工程师专门提供了相关计算公式，最终得出了不同病区客观指标得分。

表 4－10 临床护理单元风险测评问卷

尊敬的各病区护士长：

您好！为了更好地对医院护理单元的风险等级进行评估，特制定本次问卷调查。该问卷共包括 6 个条目，每个条目评分 0～10 分，分数越高，风险越大。请您根据现有的资料和您对各护理单元的认识，对各条目进行打分。谢谢

护理操作

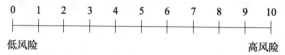

评估要点：请从工作量、操作难度、操作风险三个方面综合评定

患者病情的危重程度

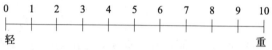

评估要点：请从科室患者病情的危重程度、患者抢救次数等方面进行打分

患者照护难易程度

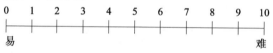

评估要点：患者照护是指护士对患者的身体、心理和社会等方面的整体照护，请综合考虑各护理单元的实际情况进行打分

护患沟通难易程度

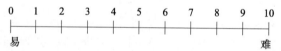

评估要点：请从沟通难度、沟通风险两方面综合考虑，并进行打分

不良事件发生风险

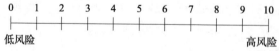

评估要点：请从压疮、跌倒/坠床、管路滑脱、用药错误等方面进行整体评价

职业暴露风险

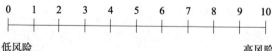

评估要点：请结合各护理单元的职业环境，综合评定

3. 临床护理单元风险系数

结合主观问卷测评结果和客观指标，考虑临床实际情况，通过相关公式，最终确定了不同护理单元的风险系数得分。其中，ICU 在所有护理单元脑卒中险系数得分最高，为 3.70，五官科得分最低，为 1.86。

4. 临床护理单元分类

根据临床护理单元风险系数得分，最终将护理单元分为 4 类 3 档。其中 Ⅰ 类科室包括 ICU、急诊、神经科等，Ⅱ 类科室包括普通外科、心脏中心等；Ⅲ 类科室包括肾内科、骨科、妇科等；Ⅳ 类科室包括门诊、供应室等。

（二）科学测算护理人力

1. 护理理想编制人数的测算

《全国护理事业发展规划（2016 – 2020 年）》中指出到 2020 年，三级综合医院全院护士与实际开放床位比要达到 0.8∶1，全院病区护士与实际开放床位比要达到 0.6∶1。在这一政策要求下，护理部组织专员重新测算了全院所有病区的护理理想编制人员，最终测算出普通病房所需护士数为 679 人，特殊科室所需护士数为 428 人，全院护理理想编制总人数为 1154 人，全院护士与实际开放床位比为 0.9∶1，全院病区护士与实际开放床位比要达到 0.7∶1。将各病区理想编制人数与实际人数进行比较，可发现各病区护理人员配置的合理性，如神经外科 1 区理想编制人数为 24 人，目前实际即为 24 人；普通儿科 1 区理想编制人数为 17人，目前却有 23 人，这在后续的护理人力资源管理中会进行调整。

2. 护理人员岗位配置的合理比例

在调查全院现有护理人员岗位配置比例的基础上，召开专家会议，最终确定较为理想的岗位配置比例为三级技术护士∶二级技术护士∶一级技术护士∶助理护士 = 15%∶25%∶50%∶10%。

（三）建立护理关键绩效指标体系

关键绩效指标体系是护理绩效管理的核心。在具体实施过程中，包括护理单元关键绩效指标体系和护理人员关键绩效指标体系两种。分别阐述如下。

1. 护理单元关键绩效指标体系

结合平衡计分卡和 SMART 原则，经专家会议，确定护理单元的 KPI 主要包括效率指标、效益指标、工作量、质量和满意度（表 4 – 11）。其中，在工作量的计算方面，除了采用床人日均管床等传统的反映工作量的数据，还采用了负荷权重法对常用的 108 项护理项目进行点值赋予（表 4 – 12），同时利用医院信息系统调取护理单元内各项操作的频次，在此基础上计算其总的护理项目点数，作为护理单元工作量的主要数据。护理质量的考核除了采用医院现有的护理质量检查标准和护理部对各病区的满意度调查之外，还将医院管理研究所护理中心发展的护理敏感质量指标纳入其中，从而保证质量考核的全面性和客观性。

表 4–11　护理单元的 KPI

一级指标	二级指标	权重	考核标准
效率指标	床位使用率		
	床日周转率		
效益指标	成本率		
	百元收入耗材		
工作量	人日均管床		
	护理项目点数		
质量和满意度	护理质量		
	满意度		

在设置绩效考核标准时，应结合实际情况科学设置。以床位使用率为例，设床位使用率满分 100 分，首先计算某科室上一年度床位使用率的月平均值作为基础值，如 87%，在此基础上设置如下考核标准：①≥87% 为考核合格，得 100 分；②≥92% 为考核良好，得 120 分；③≥95% 为考核优秀，得 150 分；④<87% 为考核不合格，扣相应分数。

表 4–12　可计费护理工作项目点值

护理项目	点值	护理项目	点值	护理项目	点值
静脉注射	1.31	会阴冲洗	1.07	翻身拍背	1.08
肌内注射	0.94	氧气吸入	1.15	温水浴降温	1.72
皮下注射	1.00	终末消毒	1.09	备皮	1.54
静脉采血	1.58	坐浴	1.25	更换胸瓶	2.10
膀胱冲洗	1.59	床旁洗头	1.43	导尿	2.97
灌肠	1.80	口腔护理	1.48	下胃管	2.87
鼻饲	1.57	尸体料理	2.05	留置针穿刺	2.01

2. 构建护理人员关键绩效指标体系

依据以下 3 项基本原则设立护理人员 KPI：①以岗位管理为切入点，明确护理人员岗位职责和岗位要求；②依据岗位职责和岗位说明书，制定不同的绩效标准；③体现多劳多得，优劳优酬。评价指标包括岗位、年资、职称、班次、工作质量及数量等。各指标对应的考核标准采用专家会议法确立。

（四）建立完善的运行系统

1. 考核周期的确定

有了关键绩效指标体系之后，下面要解决的就是怎么考核和考核之后怎么办了。怎么考核的一个关键问题就是多久考核一次，即确定考核周期，要综合考虑以下 3 个因素：①被考核对象的劳动成果能够显现的最小周期；②管理成本；③操作的便利程度。综合考虑各方面因素，确定护理绩效考核的周期为 1 个月。

2. 造势，并顺势而为

造势并顺势对医院实施绩效变革的成功至关重要。"势"上方为"执"，高层把握；下方为"力"，基层发力；"执""力"结合，方能成"势"。造势的真正目的是在于让员工真切感受到变革的重要性和紧迫性。在新绩效管理体系形成后，医院利用动员会、交流会等多种形式进行造势，如召开了全院职工代表大会、全院党员大会，主管院长召集所有科主任、护士长讲述新绩效管理体系的优点等，阐述新绩效管理体系对职工的好处，从而为后期体系的顺利运行打下了坚实基础。

3. 试行工作不可少

新建立的绩效管理体系是否适合护理管理，会不会有什么不合理的地方。如何去检验呢？试行无疑是最好的方法。通过试行能够及时发现问题并予以修改。医院在确定新的护理绩效管理体系之后，试行了 3 个月的时间，各科室绩效联络员收集试行期间的各种问题，上报绩效办公室，绩效办公室予以及时解决。这为后期的正式实施打下了坚实基础，确保了正式实施的成功。

（五）实施成效

1. 适应了新的护理管理改革需求

护士薪酬考核内容要能够全面反映不同岗位、不同人员的工作业绩和贡献，将工作数量、工作质量和护理风险等指标统筹考虑，避免依靠单一指标考核护士绩效。传统的考核只注重护理缺陷考核，成为追究护士过失的工具。忽视了护士的绩效激励作用，未达到真正意义上的绩效考核。另外目前的考核方式缺乏量化指标。新的考核内容改进传统的护理工作缺陷考核，根据护理人员能级水平、护理工作量、工作效率、护理技术难度、护理工作风险和承担责任等多因素评价方法对护士工作进行综合评价，使考核内容更加全面和合理、规范。

2. 促进了医院护理质量和效率的提高

新的绩效管理体系，充分发挥了"多劳多得，优劳优得，奖勤罚懒，奖优罚劣"功能，充分体现了奖金的经济杠杆作用，得到了医院护理管理者与护理人员的充分肯定，调动了护士的积极性，促进了护士有目标性的完成岗位职责，从而提高了护理质量。新的绩效分配方案对承担责任大（如带班组长）、参与科室工作、进行科研教学为科室带来荣誉的护理人员给予适当的奖励，有利于激励其他护理人员的工作积极性，培养团队荣誉感，在绩效奖金分配满意度调查中，护士对绩效奖金分配的满意度从82%上升至97%。新的绩效考核方案每月对护理人员的工作质量进行客观、公正的考核，惩罚分明，提高了护士对本职工作质量自查的依从性、主动学习的积极性以及科室管理的参与性，提高了自律性，降低了不良行为，提高了护理质量，同时也提高了患者满意度，促进了医护关系的融洽。

第五节　护理人员分层级培训

护理人才培养是护理学科发展的基本支撑，是护理人力资源管理的重要组成部分。"十年之计，莫如树木，终身之计，莫如树人"。《中国护理事业发展规划（2016 - 2020 年）》提出建立"以需求为导向，以岗位胜任力为核心"的护士培训制度，重点加强新入职护士、专科护士、护理管理人员、社区护士、助产士等的培训，切实提高护理专业素质和服务能力。护理人才的管理需要长远的规划、持续的培养、严格的考核和合理的使用。怎样培训更多高质量的优秀护理人才，这是护理培训工作需要思考的重要问题。

一、护士培训新趋势

护理人员培训是指医院为开展医疗业务及培养人才的需要，采用各种方式对护理人员进行有目的、有计划地培养和训练的管理活动。其目的在于使培训内容与岗位需要相结合，帮助护理人员获得适应组织发展所必需的知识和技能。因此高效、科学的培训是护士成长摇篮，分层级培训是护理人才培养工作的根本。当前护理培训的新趋势包括以下两个方面。

（一）培训目的注重团队精神

现代医院除了传统的素质培训、技能培训、晋升培训、轮岗培训之外，培训的目的更注重医院文化、团队精神、协作能力、沟通技巧等。这种更加广泛的培训目的，使医院的培训模式从根本上发生了变化。

（二）培训形式注重信息技术

运用现代教育技术和网络信息技术作为培训工具和培训手段，借助社会化的服务方式而达到培训的目的成为发展趋势。培训组织更加注意以受训者为导向，凡是受训者需要的知识、项目、内容，他们都能及时供给并更新原有的培训内容设置，具有明显的战略倾向性。另外，还会根据差异化的需求做出创造性的设计，培训过程中强调培训者与被培训者之间的互动，使被培训者在角色扮演过程中提高学习的积极性。

二、护理培训的流程

足够的护士人力和各种辅助系统的有力支撑，如车轮一样托起了护理改革的列车，但优质护理的内涵要进一步落地，还需要通过不断的培训来提升护理人员的素质和技能。培训是需要持之以恒、不断精益求精的事业，人们对其先进性的追求总是无止境。培训应是无处不在的——高效、科学的培训是护士成长摇篮。护理培训是护理管理的重要组成部分，是保证整个护理管理和护理队伍走向科学化、规范化的重要力量。管理人员应树立"高起点、严要求、强化过程管理"的培训理念，抓好日常带教工作。

（一）建立组织架构

1. 护理部层面

护理部设立护理教育委员会，由分管继续教育的护理部副主任担任主管，成员包括教学干事、护士长、教学老师等。其工作职责主要包括：建立健全护理人员培训体系及相关工作制度；制定各层级护理人员培训计划并组织实施；负责对护理人员培训需求的确认；负责培训的评价及持续改进。

2. 系统层面

在科护士长领导下，设立本系统教学小组，成员包括系统总教学老师、各病区护士长、教学老师，主要负责系统内培训的组织与实施。

3. 科室层面

在护士长领导下，科室教学老师及护理教学骨干负责，根据护理部年度培训计划并结合科室实际情况，制定各科室护理人员的培训计划并组织实施。

（二）现状与需求分析

培训体系就像一条高速公路，地基和桥墩对应的是制度，路面对应的是培训资源，在高速公路上运行的汽车对应的是运作管理，而方向盘对应的则是需求。牢牢抓住培训需求这一方向盘，才能将纷繁复杂的培训管好。

1. 从组织角度分析

随着医院的不断发展对护士提出了更高的要求，更需要密切注意护士素质的相应改变。护理部需要对护士的培训需求进行评估，设计各层级培训需求调查问卷，进行汇总分析，并根据战略规划，做出培训计划。

2. 从工作任务分析

随着科学技术的发展，过去的工作内容会发生很大变化。例如，现代信息和网络技术的引入对每一个护理人员提出了更高的要求，应该顺应时代的发展，掌握工作中信息化的应用技术。所以，当一项工做的内容发生重大变化时，新的任务促使护理人员必须做出适当的调整，掌握新的理念、新的知识、新的技能。比如在临床工作中发现护士的工作表现与医疗服务程序和规范标准之间存在差异，如果纯粹是因为护士没有掌握操作要领和不懂如何使用某种工具，那么护理部就可以安排针对性的培训，以纠正工作中出现的偏差。

3. 从个人意愿分析

护士个人对继续职业发展的教育与培训要求存在着较大的差异。有些护士表现出积极向上的态度，她们希望能够利用一切机会来提高自己，有强烈的求知欲，而另外一些护士缺乏上进心，只希望保持现状。

（三）计划的制定

在明确培训对象的具体情况和需求后，制定培训计划便能做到有的放矢，确保培训达到预期的效果。另外，在培训的对象、时间、地点及师资上都必须有周详的计划和具体的实施方案。计划和方案应具有一定的灵活性，以便遇到特殊情况时适时调整。护理培训应突出专业内涵，注重实践能力，涵盖最新国际指南及行业标准解读、护士心理素质培养与优化、危机事件的应对及处理、健康教育、护理科研设计及论文撰写等多个方面，满足护士多层次、多样化的需求。在培训时间安排上，采取多个时间段、滚动式培训，使每一位护士都能参加培训，提高培训覆盖率。

（1）确立培训目标　一方面，通过对培训需求的调查分析，将培训的一般需求转变为培训的总体目标。同时，通过对上年度培训计划的总结及分析培训的特殊需要，可以确立需要通过培训而改善现状的特别目标，成为本年度培训的重点项目。也可定期对护理质量发展状况进行分析，找到需要改进的不足之处，寻求通过何种培训可以改善现状、实现培训的特别目标。另一方面，研究护理发展动态，护理部应组织科护士长、护士长及护理骨干等研究护理的发展计划，以确定如何通过培训来完成年度业务指标。

（2）决定培训课程　培训方案的制定是针对培训目标来具体设计各项培训活动的安排过程。培训课程一般都有明确的主题，要求参加培训的护士经过对某些主题的研究讨论后，达到对该培训项目内容的掌握与运用。年度培训计划中，要对各类培训活动的课程进行安排，主要是列出培训活动的细目，通常包括培训科目、培训时间、培训地点、培训方法等。注意培训课程的范围不宜过大，以免在各项培训课程之间发生过多的重叠现象，但范围也不宜过狭，以免无法真正了解各项培训的知识。

（3）培训的考核　要结合培训目标和医院自身的实际情况，制定适合自身发展的培训考核方案，做到既能够有效地引导护士的行为，又能够保障医院培训目标和工作计划的实施。

（四）培训的方式

通常培训的方式可选择以下几种。

1. 集中培训

集中安排时间段围绕护理热点、难点议题，开办学术讲座、专题研讨会、讲习班、案例讨论会、护理查房、技术操作示教等。

2. "请进来、走出去"

邀请护理界权威人士到院内讲授国内外护理新动态、新技术、新理论。也可"走出去"，护理部根据需要选派护士外出参加一些研讨会、观摩会、专题调研和考察活动，并根据不同科室的专科需要，有计划地选送护士外出进修学习，借鉴先进的工作经验和获取最新的专科知识。

3. 开展远程网络教育

为了既能保证护理工作的连续性，又能使护理人员能按期完成继续教育，可充分利用多媒体、计算机网络等信息技术进行远程教育。基于网络，可以迅速了解国内外护理教学、管理和科研的现状，而且能与其他护理机构建立广泛交流，使护理人员了解国际、国内护理进展。

4. 开展护理教学和科研

为高年资、高学历的护理人员提供支持平台，让她们承担临床教学任务，鼓励参与科研课题申报、撰写护理论文以及护理专著和教材，主持或参与护理新技术、新业务的开展。

5. 自学

强调计划外学习的重要性，依据个人兴趣，学习护理管理、沟通与交流等方面，以拓展自己的知识面。最好的学习仍然是源自强大内在动力下的自学。

对于整个医院而言，学习只有形成一种组织文化，才能取得持续的效果。

（五）培训的效果评价

培训效果指组织和员工从培训中获得的收益。培训效果评价是护理培训系统中的重要环节。缺少这个环节，培训工作得不到正确的反馈，培训系统就不能保持持续的有效性，因此护理管理者应对此给予足够的重视。

1. 效果评价理论：柯氏四层培训评估模型

Kirkpatrick 的四层培训评估模型，即柯氏模型（表4-13），是最为著名的评估框架，广泛应用于卫生领域指导培训效果评价。评估维度概括为四个层级，反应层（reaction）、学习层（learning）、行为层（behavior）、结果层（results）。

（1）反应层　这是培训评价的第一个层次，主要是了解受训人员对培训方式、培训设施、培训师资是否满意，培训课程是否有用等。通常可以采用调查问卷的形式，获得被培训人员的反馈意见。这种评价往往在一次或一天的授课结束后立刻进行比较有效。培训组织者也可以通过亲自参加培训，观察被培训人员的表现，获得直接的反馈意见。例如，可以询问被培训人员对培训师资的授课方式是否满意。如果得到的结果是培训师资讲课过于呆板，那么培训组织者马上就能向培训师资提出希望改进的建议。

（2）学习层　这是目前最常见，也是最常用到的一种评价方式。培训组织者可以通过笔试、操作考核等方法来了解被培训人员在培训前后对知识和技能的掌握有多大程度的提高。笔试是了解知识掌握程度的最直接的方法，而对一些技术工作，则可以通过操作考核来了解提高的程度。另外，强调对学习效果的评价，也有利于促进受训人员的学习效率。

（3）行为层　行为层的评价往往发生在培训结束后的一段时间，由护理管理者观察被培训人员的行为在培训前后是否有差别，在工作中是否运用了培训中学到的知识。培训的目的就是要改变护士工作中的不规范操作或提高他们的工作效果，因此如果护士的行为并没有发生大的变化，说明培训是无效的。

（4）结果层　这是对培训最高层次的评价。结果层的评价上升到了护理部的高度，即是否因为培训而提高了护理质量。这可以通过一些护理敏感质量指标来衡量，如院内感染发生率、差错率和患者及家属满意度等。通过对这样一些护理敏感质量指标的分析，护理部能够了解培训所带来的变化。

应该说，培训的评价是对整个培训工作的考核。如果做得好，能及时总结经验，可以有效地指导未来的培训；如果培训设施影响了培训效果，可以根据被培训人员的要求提高设施水平；如果培训教材不合适，可以对培训材料做进一步调整。因此，培训评价做得好，就为以后的培训奠定了基础。

表4-13　Kirkpatrick 的四层培训评估模型

层级	评估重点	评估方法
反应层	了解学员对培训的总体反应和感受，包括学员对培训方案的反应，学员对培训项目结构、培训讲师的看法，学员管理培训内容是否合适等	问卷调查 座谈

层级	评估重点	评估方法
学习层	受训人员对原理、技能、态度等培训内容的理解和掌握程度	试卷测试 技能考核
行为层	受训人员培训后在实际岗位工作中行为的变化	自我评价和他评
结果层	判断培训是否具有具体而直接的贡献	差错率等

2. 效果评价实施

（1）初始评价　从项目计划的制定开始，就要重视对培训项目的具体目标、要求进行分析评估。为此，要大量收集受训员工有关的技术水平、管理能力和行为表现等具体情况，并深入听取他们的要求和有关管理人员的要求，制定出符合本医院和即将参加培训的员工的培训目标和要求。

（2）过程评价　在培训过程中通过各种形式的考核和听取教师及受训者的意见，检查培训进程，以发现问题，按既定目标和要求改进培训工作。

（3）总结评价　在培训结束时，根据培训计划的要求和内容，利用口试、笔试、实际问题的解决等方式综合考核被培训人员是否达到培训的要求。

（4）追踪评价　被培训人员实际知识、技术水平和管理水平的提高以及行为方式的改进等方面的结果，不是通过一两次考核就能衡量出来的，有的要经过对被培训人员受训后一段时期的工作实际表现进行追踪调查，才能进一步较准确地评估出某一专项培训的效果。

3. 评价结果转移

（1）重要意义　评价结果的转移是最重要的步骤，也是许多培训项目容易忽视的步骤。它是指把培训的效果转移到工作实践中去，即工作效率提高多少，这和培训目标息息相关。因此，正确评价结果的转移是最终衡量一次培训是否有效果的关键。

（2）基本要求　其他部门的支持度要高；评价工具的有效度要高；评价内容的可测量性要强，如事故次数、医院感染率、床位使用率、出勤率等；评价计划的时效性要强，因为有的培训效果立竿见影，有的培训效果要在一段时间后才能见效，有的培训效果过了一段时间后会失效；结果反映的真实性要大，即使有的培训结果无转移，也要真实反映，这样才能吸取教训，以利于以后的改进。任何管理都离不开数据，离不开相关的考核指标，培训效果评估亦是这样。

医学上，如果一个患者感冒发热，要去医院治疗，这时目的很明确，要治病，如果病情严重，要救人。这些都是在患者生病之后采取的行动，学者把这类行动称之为"马后炮"行动。医学上还有一种新的科技，叫基因测试，可以查出遗传性的疾病基因。好莱坞影星安吉丽娜·朱莉，她的外婆是患乳腺癌去世的，母亲也是因为乳腺癌去世的，她自己为此做了基因测试，结果显示她乳腺癌的癌变概率是87%。面对这么高的癌症概率，她采取预防性乳房（乳腺）切除术。手术后，她的乳腺癌癌变概率降到5%。得了乳腺癌去治疗，和没得之前的预防，是两种完全不一样的概念。

从以上举例可见提前有针对性地开展工作，前瞻性地把握工作方向和未来很重要。探索"诸葛亮"指标，顾名思义，就是对培训的未来进行预测的一系列指标。我们的培训管理指标不仅仅要关注那些"马后炮"指标，更重要的是关注"诸葛亮"指标，这样才能让我们始终掌控培训的大方向。

三、护士分层级培训的具体实施

深化优质护理内涵，加强护士队伍建设，以岗位需求为导向、岗位胜任力为核心建立完善护士分层级培训体系，提升护士专业能力和职业素养。医院分层级培训体系包括新入职护士、五年资以下护士、专科护士、全科护士、三级技术护士、护理管理人员、新护士长、全体护士8个护理教育模块。

（一）新入职护士岗前培训

新护士是护理队伍的后备军，医院每年招聘近百名新护士。新护士入职时，短期内大量年轻护士充实到临床护理工作当中，使得强化护士岗前培训成了医院迫切而现实的需要。岗前培训是其毕业后继续教育的重要阶段，也是终身教育的起点，对今后的职业生涯将产生不可估量的积极作用。通过岗前培训，新护士可以尽快地熟悉医院环境，融入医院文化，培养良好的医德医风，更好地适应临床护理工作。同时延长了新护士岗位适应期，提高了岗位适应能力，减轻了新上岗时的紧张和恐惧心理。因此，规范化的岗前培训应设置与临床联系紧密的内容，采用有效的培训方法，帮助新护士顺利实现角色转变。

1. 岗前培训的目标

新护士岗前培训一方面需要帮助新护士完成从学生到专业护理工作者的角色转变，尽快适应繁杂的临床护理工作和复杂的人际关系。另一方面，需要帮助新护士熟悉医院和科室环境，了解医院各项规章制度，规范护理服务行为，为投入临床护理工作奠定良好基础。经过岗前培训，新护士逐步掌握并切实履行好对患者的专业照顾、病情观察、治疗处置、心理支持、沟通和健康指导等职能，提高护理质量，保障患者安全，为患者提供全程、全面、专业、人性化的优质护理服务。

2. 岗前培训的内容

护理部依据国家《新入职护士培训大纲（试行）》要求，修订培训内容，注重理论与实践、基础与规范并重的原则，内容涉及医院概况与护理现状、医院工作环境、职业道德、护理核心制度、护理评估、基础护理操作技术、护理文书书写、护理服务礼仪与人际沟通、职业防护及相关法律法规等。岗前培训内容举例如下。

（1）理论培训　包括四部分：①基础护理课程设计，包括各种给药、无菌技术、穿脱隔离衣、口腔护理等。②专科护理课程设计，包括胰岛素笔的使用、末梢血糖的规范操作等。③急救护理课程设计，包括心肺复苏术、除颤器的使用、吸痰法等。④其他，包括护理工作制度、岗位职责及临床常见应急预案、护理工作中的法律法规问题、护士条例、护理不良事件及患者安全管理、护理评估等内容。

（2）技能培训　主要包括无菌技术、口腔护理、密闭式静脉留置针输液、静脉取血、皮内注射、皮下注射、肌内注射、氧气吸入、雾化吸入、心肺复苏、心脏电除颤等。

（3）角色互换　在理论培训及技能培训的基础上，注重人文关怀教育，增加护患角色体验和情景模拟等场景设置，如翻身拍背、住院患者跌倒预防等，使新护士设身处地考虑患者感受，提高新护士服务意识。

3. 效果评价

（1）反应层　岗前培训每次课后通过问卷调查的形式了解新入职护士对培训的感受。

（2）学习层　岗前培训结束时对新护士进行理论考核及操作技能考核。岗前培训考核的目的是通过培训考核检验新护士岗前培训的效果，并促使岗前培训标准化、程序化、规范化；其次，激发新护士对岗前培训的兴趣，努力完成岗前培训的各项内容。理论考试主要采用闭卷考试，技能考核心肺复苏作为必考项目，另外抽考 1 项常用护理操作技术。考核成绩纳入新护士的个人技术档案。综合考核合格进入教学基地开始临床轮转阶段，专人带教。

（3）行为层　新护士在进入教学基地后进行临床轮转，在带教老师的指导下执行护理工作，通过护士的自我评价及护士长、其他护士的评价，评估新入职护士对培训内容的理解和掌握程度。

（4）结果层　护理部通过差错率、满意度等进行评价，了解培训所带来的效果。

（二）五年资以下护士规范化培训

规范化培训是完善护士继续教育的一种重要方式，对提高临床护理质量极为重要。护理部注重护士核心能力培养,实施五年资以下护士规范化培训,采用进阶式培养模式,制定《护士核心能力培训手册》,不同年资不同内容,通过护理技能、个案护理、案例分析等专业知识学习和积累,提高护士临床思维和核心能力,使五年资以下护士快速成长,适应临床工作需要。

1. 培训内容

(1) 注重护士核心能力培养,培养低年资护士掌握从事临床护理工作的基础理论、基本知识和基本技能;具备良好的职业道德素养、沟通交流能力、应急处理能力等,提高临床实践能力;增强人文关怀和责任意识,能够独立、规范地为患者提供护理服务。

(2) 不同年资护士掌握内容不同。例如,基础护理技能方面,低年资护士更加注重基础护理技能,随着年资的增加,更加注重专科护理技能(表4-14,表4-15)。护士对照要求完成培训计划并填写手册。

(3) 开展专项技术认证培训。对于心肺复苏、静脉导管维护等专项技术在护理技能实训中心进行集中培训,培训后一对一式训练及考核,考核合格授予证书,作为晋级考核的依据之一。

表4-14　五年资以下护士核心能力培训——基础护理技能

基础护理技能	一、二年资			
	口腔护理	三年资		
	生命体征测量	标本采集	四年资	
	氧气/雾化吸入	患者约束法	密闭式静脉输血	五年资
	肌内、皮内、皮下注射	血糖监测	灌肠	输液泵给药
	密闭式静脉输液	导尿	心电监测	微量注射泵给药
	……	……	……	……

表4-15　五年资以下护士核心能力培训——专科护理技能

专科护理技能				五年资
			四年资	气管插管抢救配合
		三年资	气管切开护理	经气管插管吸痰法
	一、二年资	腹腔引流护理	中心静脉压监测	动脉血压监测
	心肺复苏	心电图机使用	造口护理	PICC维护
	除颤	胃肠减压	肠内、外营养支持	胸腔闭式引流护理
	……	……	……	……

2. 培训方式

培训形式多元化，包括专题讲座、工作坊、现场演示、情景模拟、答卷式普及培训、实训中心一对一式训练、进修人员学习汇报、定期轮转科室等。科室轮转以内、外系、妇产科系统教学病房及急诊、重症监护病房为基地，由带教老师专人负责，病区护士长在出科前进行综合评价。3~6个月为一轮转周期，根据具体情况由护理部适时进行调整。

3. 晋级考核

五年资以下护士每年进行晋级考核，考核指标包括护理技能、临床实践能力、健康指导、患者满意度等，不同年资护士所占权重不同（表4-16）。考核合格后升年资，逐渐培养护士临床实践能力。召开五年资以下护士考核分析会，公布考核结果，深入分析存在问题，使参考人员做好自我改进、不断提高。

表4-16　五年以下护士晋级考核标准

考核人员	理论考试	临床工作能力水平考核100分					总计
		护理技能	临床实践能力	健康指导	患者满意度	小计	
一年资	100分	50%	35%	10%	5%	100%	200分
二、三年资		40%	45%	10%	5%	100%	200分
四、五年资		30%	55%	10%	5%	100%	200分

（三）新护士长培训

护士长聘任采取自愿报名、公开竞聘、择优聘任的原则，选拔年轻优秀的护理骨干充实到护理管理队伍中来。她们是医院基层管理者，在护理管理中起着承上启下的作用，除了需要掌握牢固的专业知识及技能之外，还需具有丰富的护理质量管理和经营管理方面的知识与经验，尤其对于新聘任护士长尤为重要。

1. 新护士长培训的目标

将新上岗护士长培养成为具有职业责任感、精通本专科业务、懂管理、善管理、适应新形势下医院发展需要、具有创新能力和实用型的护理管理者，帮助其尽快适应角色的转换，更好地胜任护理管理岗位工作。

2. 新护士长培训的内容

护理部依据护士长培训需求调查结果及护士长岗位管理的需要制定了《新护士长培养路径》。培养路径以岗位需求为导向、岗位胜任力为核心，注重实践能力和日常管理能力的培养，以适应现代护理管理的要求。《路径》依据新护士长需求分为理论培训及临床实践两个模块。

（1）理论培训　注重实用性，紧密结合医院护理的重点和难点，从护理质量管理、管理艺术、风险管理、护理不良事件管理与分析、继续教育的开展及团队文化建设等模块分别进行深度解析，开阔护士长的护理管理思路，拓展护理管理模式，提高综合管理能力。

具体主题包括：①护理工作计划的制订及实施；②情景领导；③风险与危机管理；④有效沟通与病患投诉处理；⑤执行、总结、持续改进——护理质量、指标体系；⑥执行、总结、持续改进——患者满意度；⑦护理不良事件；⑧绩效考核与护士培训等。

（2）临床实践　其模块的制定依据上岗后面临的阶段性工作任务不同，分为四个阶段（表4-17），循序渐进提升管理能力，促进管理进入科学化、专业化。

表4-17　临床实践模块

阶段	培训目标	培训内容
第一阶段	熟悉护士长日常工作	了解护士长日常管理、质量检查、业务查房、公休座谈会的方法
		护士长手册书写
		科室物资管理、排班方式等相关事宜
		非本专科提拔护士长了解科室医护人员特性，跟班熟悉各班次工作程序、工作要求、专科护理常规等
第二阶段	适应护士长角色	现场实践护理质量控制、患者满意度测评、护士考核等
		护理不良事件预防与处理
		护理质量敏感指标、无陪伴病房护理安全指标体系的实际应用
		组织护士培训
		示范病房实地观摩学习
		阅读相关业务和管理方面的书籍、微信公众号等
第三阶段	胜任护士长工作	护士长专业能力提高：护理查房、疑难病例讨论、不良事件分析等
		护理工作阶段总结（质量、核心指标、满意度、护理不良事件、无陪伴病房患者安全指标等）
		面对问题与挫折的能力：参与护理部组织的专题座谈会和个案分析会
第四阶段	自我提高	参加学术会议
		进行科内（院内）授课
		参加提高科研教学能力培训

第六节　专科护士培养与使用

随着社会科学技术的快速发展，人们对健康的需求日益增长，为了适应社会需求，护理的专科化已成为许多国家临床护理实践发展的策略和方向。2005 年，《中国护理事业发展规划纲要（2005～2010 年)》正式提出我国要在专科护理领域开展专业护士培训。2007 年《专科护理领域护士培训大纲》对临床护理技术性较强的重症监护、手术室、急诊、器官移植、肿瘤等 5 个专科护理领域的护士培训进行规范和指导。2016 年《中国护理事业发展规划（2016～2020 年)》提出发展专科护士队伍，提高专科护理水平，选择部分临床急需、相对成熟的专科护理领域，逐步发展专科护士队伍。

一、专科护士概念

（一）国外专科护士的概念

美国最早开展专科护理实践，将专科护士分为初级专科护士和高级实践护士两个层次。初级专科护士（specialty nurse，SN）是指具备某一专科护理领域的实践经验，并接受规定时间的专科继续教育培训，通过资格证的注册护士。高级实践护士（advanced practice nurse，APN）包括开业护士（nurse specialist，NP），临床专科护士（clinical nurse specialist，CNS）、注册护士麻醉师（certified registered nurse anesthetist）和注册护士助产士（cetified nurse midwife）。美国护理学会将 CNS 定义为具有硕士或博士学位的注册护士，有丰富的临床实践经验且精通某临床专科特殊领域的知识和技能并有较高的护理水平。

（二）国内专科护士概念

在发展护理专科人才的过程中，我国主要引进了 SN 及 CNS 两个概念，SN是专科护士，指具有某一专科护理领域工作经历，并经过系统化理论和实践的职业培训，具有相应资格证书，能熟练运用专科护理知识和技术为服务对象提供专业化服务的注册护士；而 CNS 是临床护理专家，指具有护理硕士学位和某一特定专科领域丰富临床经验，精通该专科领域理论知识和技能，并通过相应资格认证，具有较强临床专科护理问题解决能力和一定的护理管理、教学与科研能力，能为服务对象提供高层次、专业化服务的注册护士。

二、专科护士发展现状

(一) 国外专科护士发展状况

美国是最早提出专科护士并开始实施的国家，早在 1900 年，《American Journal of Nursing》杂志中一篇题为 "specialist in nursing" 的文章中即首次提出专科护理的概念。1909 年开始了麻醉专科护士的培养。在 20 世纪 30~40 年代，部分医院通过对护士进行短期培训，使之成为某一领域的专家，从 1954 年开始，在不断提高临床护理质量和护理专业技术能力的驱动下，美国专科护士的培养逐渐定位于硕士以上水平的教育，并扩展到临床的许多专业。同年赫得·佩皮芬在路特格斯大学设计了第一套专门培养专科护士的硕士课程，用于培养精神学方面的护理专家，这一事件标志着专科护士培养体制的正式建立。至 2012 年，美国已经培养了 10 万余名专科护士，涵盖肾病、肾移植、肠造口、失禁、冠心病监护室、心肺病、糖尿病等多个专科，这些高素质的护理人才在医疗机构、社区保健、家庭护理以及护理科研等方面发挥着非常重要的作用，专职从事专科护理工作。

英国护理、助产及健康访视中央政务会（United Kingdom Central Council for Nursing, Midwifery and Health Visiting, UKCC）在 1994 年的专业注册后教育及实务计划报告中明确地肯定了高级（advanced）及专科（specialty）为基本护士注册后的 2 个进修层次。目前，英国 APN 的培训课程都是硕士及以上层次，由组成 APN 教育工作委员会的代表性成员（40 多所高等教育机构）开展，课程主要是针对全英国的 APN 注册培训，各教育机构根据上级要求制定统一的培训课程。监管部门护士助产士局（Nursing Midwifery Council, NMC）则采用同一套标准，对开展 APN 培训的机构进行资格评审与资质认定，从教育机构的实力及教育内容的标准化上，保证了 APN 教育课程的一致性，使培养出的 APN 水平一致、认可度高。

日本对专科护士的培养模式与美国类似，是从初级专科护士和临床护理专家两个层面进行专业型人才的培养，但对临床护理专家认证考试的申请条件低于美国，除了临床实践经验的要求，还包括在大学护理系进修，修满日本大学护理系制定的临床护理专家课程。初级和高级专科护士认证有效期均为 5 年，并有明确的延续注册制度。目前，初级专科护士主要集中在以下领域：①急诊护理；②创伤、失禁护理；③ICU 护理；④压疮预防护理；⑤癌症性疼痛护理；⑥癌症化疗护理；⑦感染护理；⑧随访护理；⑨糖尿病护理；⑩新生儿集中护理。临床护理专家主要集中在精神护理、社区护理、小儿护理、癌症护理、老年病护理和产妇护理等领域。

新加坡自 1993 年发展专科护士以来共形成了 16 个专科护理领域：医疗/手术护理、麻醉护理、ICU 护理、围手术期护理、老年护理、社区护理、急诊护理、心理保健护理、管理护理、妇产科护理、肾病学护理、神经科护理、肿瘤学护理、眼科护理、矫形外科护理、儿科护理等。新加坡在 2003 年开始护理学硕士课程，2006 年建立了专科护士注册制度，并服务于急诊、社区及精神科等领域。新加坡专科护士的发展比较成熟，可从三个层面体现：一是从整体上看，新加坡的大部分医院都执行 JCI 管理模式，根据 JCI 的要求，科室护士人数中至少有 50% 以上的护士为专科护士，才能通过评审。这对新加坡专科护士的发展有很大的推动作用。二是从个体上看，新加坡具有明确的护士等级之分，分为护工、助理护士、注册护士 3 个级别。助理护士和护工不可以越级报考专科护士培训，以保证专科护理岗位的专业性。三是从专业价值上看，新加坡在 2006 年为 APN 建立了注册制度，医院赋予 APN 部分与药物处方相关的权利，以利于 APN 更好地进行专业实践。

（二）国内专科护士发展状况

我国台湾地区在 1984 年开始了专科护士培训，起初主要在医院培训，2000 年以后医学院开始在研究生层次进行学位教育培训，着重于患者直接照顾、科研、教育、咨询、领导和协调能力的培养，1996 年香港理工大学开始提供专科护士课程，同年中国香港特别行政区伊利沙伯医院联合创立了第一个由护士坐诊的伤口造口护士诊所，2001 年香港护士协会、香港医院管理局制定并颁布了专门针对各专科的专科护士工作标准。中国香港的专科护士培养采用的是学院培养模式，属于研究生学历教育，由香港护理深造学院（Institute of Advanced Nursing Studies，IANS）承担。专科护士发展具有清晰的职业发展路径，中国香港医院管理局（Hospital Authority，HA）推行《护理架构四大发展蓝图》，为各级别护士人手定制了一套系统的培训阶梯，提供清晰明确的发展方向及进修机会。①对初入职护士，入院后前 2～3 年为科室轮转期，在了解不同科室运作模式的同时，发现或培养自己的专科兴趣。并且，运用给予津贴的形式鼓励临床护士或者招聘退休 APN 以兼职形式承担新护士的指导工作；②针对入职 3～5 年的护士，每年提供约 1000 个专科培训名额，使其有机会接受为期 6 个月的专科在职培训，成为专科护士，为将来晋升 APN 做好准备；③以全额资助的形式为 APN 或病房经理提供海外进修的机会，为未来晋升成为部门运作经理或是顾问护师打好根基；④为各医院联网的联网护理总经理或部门运作经理提供到总办事处进行为期 4 个月培训的机会，为成为新一代接班人做好准备。

目前，我国大陆地区专科护士的发展正处于良好发展阶段。90年代末有文献报道专科护士的内容，1998年首次阐明了在国内设立护理专家门诊的重要性。浙江大学附属邵逸夫医院于2000年率先在国内设立了高级临床专科护士角色，培养了第一位糖尿病专科护士和伤口造口护士，从而迈出了中国高等护理实践的第一步，随后，在北京、广州、江苏，上海等地陆续出现了重症监护、手术室、糖尿病、心血管内科以及其他专科相关领域的专科护士。2001年，中华护理学会、中山大学护理学院、香港大学专业进修学院和香港造瘘治疗师学会联合开办了中国内地第一所造口治疗师学校，招收具有注册护士资格的、有相关专科实践经验的临床护士，结业时可获得世界造口治疗师协会认可的执业资格证书，2002年，中华护理学会、香港危重病护理学会、中国协和医科大学护理学院三家联合举办"危重病护理文凭课程"学习班，首批培养重症监护专科护士49人。为适应专科护士发展需要，《中国护理事业发展规划纲要（2005－2010年）》中指出，重点建设临床专科护理领域，培养一批临床专业化护理骨干，建立和完善以岗位需求为导向的护理人才培养模式，提高护士队伍专业技术水平。

三、专科护士培养模式

目前，我国专科护士的培养主要有以下四种方式：以医院为基础的专科护士培养模式、以学校为基础的培养模式、医院和学校联合培养模式、医院联合培养模式。

（一）以医院为基础的专科护士培养模式

专科护士的培养主要由医院负责，如浙江大学附属邵逸夫医院于2000年在国内设立了糖尿病专科护士和伤口造口专科护士并进行规范化培养。近年来，很多医院在院内开展了腔镜专科护士、心脏手术专科护士、眼科专科护士、院前急救专科护士的培养，取得了一定的成绩。

（二）以学校为基础的专科护士培养模式

培训方法的设计、培训内容的确定及教学的具体实施均由学校负责，其理论部分培训在学校完成，临床实践部分在医院完成。如2005年，广东省卫生厅委托南方医科大学、香港理工大学联合进行研究生课程专科护士培训试点工作，该项目开设了糖尿病、老年病、医院感染控制和重症监护四个专科的培训，收到了较好的效果。在学校培训中，有业余培训和脱产培训两种形式，培训的运行根据学生的数量决定，整个培训项目合格后颁发证书。

（三）医院和学校联合培养模式

培训项目由医院设计、课程由学校讲授相结合，理论部分在学校完成，临床实践在医院完成，项目设计、课程时间和教学内容取决于医院的需求。此种模式将学习者的理论知识和实践技能充分结合在一起，提高了学习者的综合素质，符合"学习—工作—再学习—再工作"的教育模式和我国专科护士培养的主要发展方向。

（四）医院联合培养模式

该模式为一个地区的多所医院联合培养专科护士，培养基于参加培训的各个医院的需求。如江苏省专科护士培训试点工作的开展即为江苏省卫生厅委托江苏省护理学会具体实施，经过省卫生厅、护理学会及省内相关护理专家的评估，选定资格合格的医院作为某领域专科护士培训试点基地，进而开设专科护士培训班，各医院共同培养专科护士。

四、专科护士使用

随着医学模式的转变，临床专科、亚专科越来越细，对医疗护理工作也提出了更高的要求，不仅应做到"专病专治"，还应做到"专病专护"。

（一）建立专科学组

以专项护理技术为纽带，实行督导首席负责制。依据专科护士的不同专业，分别进入各学组，按照成长型—骨干型—专家型的人才梯队，将其定位为相关专业临床护理专家或专科技术带头人。他们依据各专科最新技术指南和行为规范，制定科学化、个性化的院内专科护理流程，规范全院专科护理技术和流程。

（二）临床护理

利用专科护士在某一领域的知识、专长和技术为患者和社会人群提供护理服务，并为患者提供相应的健康指导及健康咨询，促进其康复和提高自我生活照顾、健康管理的能力，这是专科护士的重要工作内容。以糖尿病专科护士主导的临床护理小组为例，他们不但负责规范全院糖尿病患者血糖管理、传播糖尿病健康知识；同时还进行糖尿病足早期筛查，引入足部感觉震动阈值检测仪评估患者神经感应系统功能，做到早期发现尽早预防；同时，他们还负责全院糖尿病疑难病例的护理会诊，为患者提供专业化护理，为同行树立专业化榜样。

（三）开展疑难病例会诊

护理会诊是发挥专科护士在临床护理服务中作用的重要途径。会诊申请通过医院的护理信息网络平台直接传递，专科护士可短时间、高效地完成会诊。以国际造口治疗师团队为例，他们对全院压疮、伤口、造口患者实施会诊—指导—监督—追踪一体化管理，负责全院伤口造口疑难病例护理的会诊任务，并依据指南规范制定压疮（伤口）预防和处理操作规程，帮助临床护士处理疑难伤口造口，从而不断提高该领域的护理质量。

马奶奶是一名卧床10年的脑血管病患者，全身多处压疮，最大面积达15×7cm，国际造口治疗师团队接到会诊任务后反复研究探讨，确定治疗方案，2个月后马奶奶出院时多处压疮已经好转。为了出院后治疗的延续性，造口治疗师利用休息时间来到马奶奶家里进行治疗，通过半年不懈的努力，马奶奶身上所有的压疮奇迹般愈合了。家属感激不尽，这样评价道："这种新型护理角色的出现，打破了我们对护士只管打针发药的定位。她们跨越了医疗和护理双领域，是医生的好搭档，为患者解决了难题。"

（四）参与专科护理管理

目前，专科护士积极主动参与临床护理管理工作，特别是专科领域的护理质量评价工作，为科室管理和专科护理发展提供合理化建议，协助提高专科护理业务水平；参与制订、修改、完善专科护理常规、工作流程；参与督导专科护理服务质量，评价护理质量和效果等。以PICC专科护理小组为例，他们负责全院PICC置管、维护、质量监管，对疑难问题进行会诊—指导—追踪全程管理。

（五）开设护理门诊

护理门诊是一种高级护理实践模式，其运行有利于切实解决患者的护理难题，提高患者满意度，同时提升护士的职业价值感和认同感。自2011年陆续开设糖尿病、PICC、腹膜透析、伤口造口等专科护理门诊以来，专科护士定期出诊，运用专业知识和技能为患者健康保驾护航。他们不但与医师、营养师等组成多学科团队，建立住院—门诊—居家一体化管理模式，还采用互联网＋护理等多种形式开展健康教育咨询和一对一患教，随时随地与患者沟通并解决问题。同时，他们还定期举办专科门诊联谊会，为患者搭建交流平台，提高患者自我管理能力和生存质量。

"小屋虽小连天下，这里就是我的家。百问不厌态度好，答疑解惑最真言。心胸宽广似大海，装的全都是患者。颗颗善心映日月，高尚医德永流传"，这首打油诗是由一位糖友送给专科护理门诊——"糖尿病小屋"的。"糖尿病小屋"在专科护士的"经营"下，目前成为拥有近6000名糖尿病患者的"家"。在这里，糖尿病专科护士联合内分泌科医师、营养师、临床药师组成糖尿病管理多学科合作团队，共同出诊为患者提供咨询、指导、诊疗等个性化服务。糖友们常说："我们是护患更是朋友，这里是医院但更是我们的家，大家最常说的一句话：管住嘴、迈开腿、有困难找小屋。"

孙大爷是有一名4年透龄的腹膜透析患者，每月定期在腹膜透析专科门诊就诊，这次在家中发现了外口渗血，孙大爷立即用手机拍摄了一张外口的照片并用微信传给腹膜透析专科护士，专科护士给予了详细指导。经过3天维护，孙大爷的外口渗血很快好转。在孙大爷的诊疗过程中，他利用互联网＋诊疗模式，免除了排队、挂号等繁琐步骤，直接通过"腹透关爱"微信平台，实现了快速便捷的诊疗。

（六）护理教学与科研

除了以上工作，专科护士还承担或参与院内专科护理人员、进修生的专科护理业务指导及培训，对院内护理人员提供专科领域的信息和建议，指导和帮助其他护理人员提高对专科患者的护理质量。根据不同专科的特点选择具有代表性的疑难、罕见、容易忽视专科问题的病例以及与新技术、新业务相关的病例进行全院教学查房。同时，他们还积极开展本专科领域的护理研究，并将研究的结果应用于本专业领域的实践。

第七节　护士职业生涯发展

20世纪70年代，欧美一些国家的企业管理者意识到组织和管理者可以帮助员工在组织内部实现个人目标，员工获得职业满意感，而同时员工个人目标的实现也有利于组织的生存和发展，由此，职业生涯管理应运而生。组织应更多地参与到员工个人的职业生涯管理中，并努力使员工的职业生涯发展与组织中岗位需求相匹配，实现组织及个人共同发展。目前医院越来越强调和重视医务人员职业生涯发展，强调为员工提供帮助及机会，以使他们形成较为现实的职业目标并能够实现这一目标。

一、概述

（一）职业生涯

职业生涯是指以心理开发、生理开发、智力开发、技能开发、伦理开发等人的潜能开发为基础，以工作内容的确定和变化、工作业绩的评价、工资待遇与职称职务的变动为标志，以满足需求为目标的工作经历和内心体验的经历。职业生涯不仅表示职业工作时间的长短，而且包含着职业发展、变更的经历和过程，包括从事何种职业工作、职业发展的阶段以及由一种职业向另一种职业的转换等具体内容。

（二）职业计划

职业计划是职业生涯发展中的重要组成部分，它包含两个方面的意思：一方面从员工个人来看，每个人都有从现在和将来的工作中得到成长、发展和获得满意的强烈愿望和要求。为了实现这种愿望和要求，他们不断地追求理想的职业，并且希望在自己的职业生涯中得到顺利的成长与发展，从而制定了自己不断成长、发展和追求满意的计划，这个计划就是个人的职业计划。另一方面，从医院来看，职业计划是指医院为了不断地增强员工的满意度并使其能与医院的发展和需要统一起来，而制定的有关员工个人发展与医院发展相结合的计划。

（三）职业生涯管理

护士职业生涯管理是护理人力资源开发与管理中的重要内容之一。具体指护理部对护士从事的职业所进行的一系列计划、组织、领导和控制等管理活动，以实现护理发展目标和个人发展的有机结合。理解护士职业生涯管理应从以下几个方面入手。

1. 职业生涯管理的主体是护理部，客体是护士及其所从事的职业

职业生涯管理是护理部为其护士设计的职业发展、援助计划，有别于护士个人制定的职业计划。它是以护士个体的价值思想和增值为目的，而职业生涯管理则是从护理部角度出发，将护士视为可开发增值而非固定不变的资本，通过护士职业目标上的努力，谋求护理的持续发展。

2. 职业生涯管理是一个动态运行过程

护理管理者作用于护士，产生计划、组织、领导和控制等的行为和活动，这些行为活动本身都不是静止的，而是处于不断运行、变化的动态过程中，这就决定了职业生涯的管理也必然随之不断变化。

3. 职业生涯管理活动的发生具有目标性

护理的发展依赖于护士的科学文化技能素质、敬业精神和劳动积极性、自觉性、创造性的充分调动与发挥。因此，现代医院必须考虑护士的利益和发展，这是当今医院实现发展以及医院效益最大化的保证。

4. 职业生涯管理是将组织目标同员工个人职业抱负与发展融合为一体的管理活动，它必须满足个人和组织的双重需要

由上述职业管理的目的所决定，职业生涯管理是组织遵循自身发展目标需求，协调、计划、管理组织内员工个人职业生涯开发和职业理想，达到组织既定目标的过程。所以，职业生涯管理内涵就是组织目标与员工个人发展目标的有效结合，也是促使其得以实现的重要方式、手段和途径。显然，这是职业生涯管理不同于其他方面医院管理之所在，是职业生涯管理独有的特征。

5. 职业生涯管理形式多样、涉及面广

凡是组织对员工职业活动的帮助，都属于职业生涯管理范畴。其中既包括针

对员工个人的各类培训、咨询、讲座以及为员工自发的扩充技能、提高学历的学习给予便利等；同时也包括针对组织的诸多人事政策和措施，如规范职业评估制度，建立和执行有效的内部升迁制度等。职业生涯管理同时涉及职业活动的方方面面，因此，建立一套系统、有效的职业生涯管理是非常重要且比较有难度的。

二、护士职业发展管理

（一）面临问题分析

1. 社会现实震荡

一般发生在新护士刚进入医院阶段。有两方面的表现：一方面是教育环境中养成的简单的、理想的、明确的观念同社会工作环境中复杂的、多样的现实形成鲜明对比；另一方面，刚进入医院开始工作时容易抱有不切实际的过高期望，不久发现实际上刚开始的工作并非富有挑战性，而且很难得到预期的指导、帮助和评价，从而易产生失望。其后果是造成员工丧失信心，工作绩效不高，甚至是打击员工积极性，使员工人员流动频繁，影响组织的人力资源计划和工作效益。

护理部可以采取一些指导性工作来帮助新护士克服现实的震荡，尽快融入工作之中。在新护士入职培训时就应该使其有机会看到工作的本来面目，对可能面临的矛盾、挫折和困难做好心理准备。当问题出现时他们就不会感到突兀和震惊，反而会觉得很自然，这样他们就能更从容、自信地适应工作。同时，在权利和责任高度下放的医院中，教会员工自我管理格外重要。自我管理旨在指导人们正确地评估自己的抱负，制定具体的目标，讨论和预测环境中的障碍，制定解决的办法。自我管理教会护士善于观察自我行为，比较行动结果和目标的距离，从而加强自我支配能力，最终有利于目标承诺的保持和目标完成。因此，就护士个人而言，学会进行自我管理也可使其在整个职业生活中受益匪浅。

2. 人到中年危机

这一情况常发生于 40～55 岁之间的年龄段上。他们大多对最初的职业目标及与之相关的工作业绩会重新认识和思考。体力、精力都不复以往，他们常常感到难以跟上工作变化节奏，疲于奔命，普遍有过时感，缺乏安全感。这一年龄段的人开始意识到年龄、家庭的变化和死亡的接近。所有这些因素都造成压力，产生中年危机。护理部应该鼓励他们发展新技能、安排他们辅助年轻人、设计自我评估活动等。克服中年危机的自我评估，其重点应放在对中年的感受以及确定工作、家庭、休闲和自我发展等相关问题上。

3. 职业生涯顶峰

职业生涯顶峰即职业停滞，这是指在工作中晋升缓慢而且继续升迁的希望很小的情况。职业停滞的问题在医院中经常发生，而且常被个人看作是失败的象征。面临这种问题的护士情绪异常，工作态度恶劣，不愿承担更多的责任，导致工作绩效不佳。要解决职业停滞问题，恢复处于停滞状态的护士的活力，就必须要了解护士职业发展停滞的真正原因。在某一职位上停滞不前不一定是护士的问题，组织的重组、权力下放等也会削减很多职位，从而导致结构性职业顶峰。并且，在医院中级别越高，晋升机会就越少，大多数人迟早会遇到职业停滞问题，认识到这一点就可以避免挫折感。如果职业停滞是由护士本身的绩效引起的，则护士应进行深刻反省，并改正自己的不足。最应引起重视的职业停滞是知识过时造成的职业停滞。技术的改进或竞争的激烈程度使工作的方式、方法本身也发生了变化，因而无法完成新形势下工作的护士就"过时"了，他们有真正的失败感，医院应该帮助他们。避免职业停滞的办法在于保持弹性和适应性。医院可以强调持续变化的现实和对持续学习的需要，督促护士不断更新知识，防止技能老化。医院应该注意的是，虽然不能保证护士终身留在医院里，但是不断提高护士的聘用价值仍是非常有益的。

4. 工作－家庭平衡

医院的护士除了职业工作之外还必须经历家庭生活，家庭生活对护士具有重大意义。护士在不同的场合（工作场合、家庭）必须承担不同的角色（职员、父母、夫妻、子女），因此工作和家庭的角色很可能会发生冲突。这些冲突对职业生活的影响甚者会超过个人发展目标的影响。为了帮助护士找到工作和家庭需要中的平衡点，缓解由于工作和家庭关系失衡而给护士造成的压力，医院可以提出工作－家庭平衡计划。该计划的主要措施包括：向护士提供家庭问题和压力排解的咨询服务，创造参观或联谊等机会，促进对家庭和工作的理解与认识，将部分福利扩展到护士家庭范围，以分担护士家庭压力，把家庭因素列入考虑晋升或工作转换的制约条件之中以及设计适应家庭需要的弹性工作时间和地点供护士选择。

（二）不同角色定位

1. 个人制定职业生涯

员工个人在职业生涯管理中的主要职责在于制定个人职业计划，只有员工个人才真正了解自己在职业生涯中想得到什么，因此，个人提出职业目标并制定实施这些目标的计划是非常重要的过程。并且在这个过程中应树立主人翁的意识，充满激情，打造自己的美好未来。

2. 直接上级提供建议

不管组织的职业生涯规划属于哪种类型，直接上级都应该在减轻下属的职业发展困难中起到关键性的作用。在大多数情况下，员工将从直接上级那里获取职业发展的建议。因为直接上级一般会对员工的工作调动、晋升资格进行评估，并提供关于职位空缺、培训课程和其他开发机会等方面的信息。

3. 组织创造开发环境

组织的任务重点集中在根据员工和组织双方的需要来开发、丰富组织的人力资源管理。组织在职业发展中应改善条件，并创造一种有利于员工个人职业计划开发的环境，并为员工提供成功的职业计划所必需的资源。同时还应该提供专业服务，如对员工的价值观、兴趣、技能进行测评，帮助员工确定职业方向，并经常提供与职业相关问题的咨询。

（三）组织管理任务

1. 确定不同阶段职责

护理人员的职业发展阶段有以下几个阶段。

（1）职业准备阶段　这一阶段护理管理者的主要任务是做好招聘、选择和分配工作，组织岗前培训，考查评定新护士，达成一种可行的心理契约，接纳和进一步整合新护士。同时帮助新护士更好地融入医院护理团队这个大家庭，鼓励并帮助她们在工作中不断地尝试寻找适合自己发展的方向。对于新护士可以采用蘑菇定律，即无论多么优秀的人才，在刚开始时都只能从最简单的事情做起。但蘑菇管理是一种特殊状态下的临时管理方式，需要把握时机和程度。

管理学中的"蘑菇定律"（mushroom law）是非常适用于组织对待职场新人的一种管理方法。众所周知，在西方的那些世界级大公司里，管理人员都要从基层小事做起，就连老板自己的儿子要接班也得从基层做起，主要是出于以下几点考虑：从基层干起，才能了解企业的生产经营的整体运作，日后工作中方能更得心应手；从基层干起有利于积累经验、诚信和人气，这是成功相当重要的不可缺少的要素；从基层干起，可让员工经受艰苦的磨砺和考验，体验不同岗位乃至于人生奋斗的艰辛，更加懂得珍惜，企业也便于从中发现人才、培养人才、重视人才，所以说"蘑菇"的经历对年轻人来说是成长必经的一步。

"蘑菇经历"，虽然给当事人带来压力和痛苦，甚至还有可能促使一些人走上职业的歧途，但也有人走出了这个艰难时期，迎来了成功。英国有一位中年女性，在事业最黯淡时，拿起了笔开始写作，结果成为当今世界最著名的作家之一。你知道她是谁吗？她就是 J·K·罗琳——享誉世界的《哈里·波特》的作者。

（2）职业早期阶段　这是一个护士和医院之间相互发现的时期。此阶段护士开始关注医院护理的发展动态，适应、融入医院工作环境，对未来职业发展方向有了一定的定位，开始规划自己的职业生涯。组织通过试用和新工作的挑战，发现护士的才能，帮助她们确立长期贡献区，或者说是帮助他们建立和发展职业锚。

（3）职业中期阶段　这个阶段个人的事业发展基本定型或趋向定型，个人特征表现明显，人生情感复杂，引发职业生涯中期的危险性，面对这一复杂的人生阶段，管理者要特别加强职业管理。一方面，通过各种方法帮助员工解决实际问题，激励他们继续前进，将危机转化为成长的机会；另一方面，针对不同员工的不同情况，分类指导，建立公平、透明的晋升体系，及时提供医院近期和远期的护理岗位、职位变动以及需求等信息，为其开辟事业发展的职业通道。

（4）职业晚期阶段　此阶段护士体力下降，对新事物接受程度明显下降，即将结束职业生涯，此时此刻护理管理者的任务仍然很重。一方面要鼓励、帮助护士继续发挥自己的热能和智慧，让她们成为年轻人的良师益友，传授他们宝贵的经验。护理管理者应帮助她们提升教学能力，担任临床护理教学指导，鼓励继续进行科研、著书立说等尝试；另一方面，帮助员工做好退休的心理准备和退休后的安排；此外，还要适时做好人力资源调整计划。

2. 进行有效职业指导

（1）就业前的指导　面对诸多的求职者，组织的职业指导主要包括以下几个方面：广泛宣传本医院的职业需求，向广大求职者提供有关本医院的职业机会、职业特点和职业要求等信息；了解求职者的个人特点、职业意愿和要求，对本医院及其职业工作的意向，根据本医院的职业需求计划，帮助求职者分析是否适合在本医院工作；按一定的程序、要求、规范和原则，招聘适宜的新员工进入组织，就位于职业岗位。

（2）进入组织后的指导　对一个组织而言，伴随着科技进步、组织管理工作的改革及组织目标、任务的变更，医院的职业工作岗位必然会有所增减或变动。那么，每个员工将向哪个方向发展，如何发展，很需要组织给予正确的职业指导。其中重要的任务是：发布护理的岗位需求信息；了解员工的愿望、要求和想法；帮助员工认识、评估个人特质、能力、兴趣爱好；帮助员工分析和选择适合自己的职业岗位；最后进行职能匹配定位。

3. 开辟继续发展通道

职业通道是指组织为内部员工设计的自我认知、成长和晋升的管理方案。通过职业通道，员工可以在组织的帮助下沿着一条职位变换的柔性路线获得职业发展。职业通道在帮助员工了解自我的同时，使组织掌握员工的职业需要，以便排除障碍，帮助员工满足需要。另外，职业通道通过帮助员工胜任工作，确立组织内晋升的不同条件和程序，而对员工职业发展施加影响，使员工的职业目标和计划有利于满足组织的需要。由于组织中不同成员的能力、特点和素质不同，也就必然存在不同的职业发展路径图4-1。

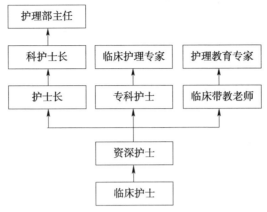

图4-1　护理人员职业发展路径

4. 规范职业指导行为

（1）提高对职业发展管理的认识　职业发展管理是人力资源开发与管理中的重要工作。各级护理管理人员要加强对职业发展管理的了解，提高对其重要性的认识。对于一个员工来说，能够满足其成长、发展的需要，是对他们最有效的激励，也是医院吸引人才的重要途径。

（2）个人职业发展与医院发展相结合　个人职业发展离不开医院护理职业发展。为此，首先要制定护理部人力资源开发的综合计划，并把它纳入护理战略发展之中。要根据护理未来发展对人力资源的需要，帮助员工制定出个人职业发展计划，将护理发展的目标、需要和个人的目标有机地结合起来，这是职业管理有效性的关键。

（3）积极提倡公开而平等的竞争　近年来，越来越多的医院组织采用公开招聘、公开晋升的方法选拔人才，使更多的优秀人才通过公开竞争脱颖而出。这种方法有利于广大员工形成奋发向上的良好风气，有利于激发员工积极性，为实现自己的职业目标计划而努力。

（4）对处于不同职业发展阶段的员工给予不同的指导和关心　不同职业发展阶段的员工有不同的需求，各级护理管理人员不能简单对待，而应深入了解他们各自的合理要求，并指导他们在所在的工作团队中去实现各自的需要，以增加他们的群体归属感和满意感。

第五章　护理质量管理

质量是护理工作的根本。作为医疗卫生服务质量的重要组成部分，护理质量体现了医院护理学科的水平，其优劣直接关系到患者的生命安危，并影响着医院的医疗质量、社会形象以及经济效益，所以护理工作必须保证质量。质量管理是护理管理的重要组成部分，是撬动护理学科不断向前发展的重要力量。通过科学有效的护理质量管理，保持高质量服务水平并持续改进，让广大患者受益，这是护理服务工作价值的真正体现。

第一节　概　　述

国际标准化组织（International Organization for Standardization，ISO）对质量管理的定义是指指导和控制组织的关于质量的相互协调的活动，其核心是制定组织的质量方针和质量目标，并通过质量策划、质量控制、质量保证和质量改进来贯彻和实现。护理质量管理则是指按照护理质量的形成过程和规律，对构成护理质量的各个要素进行计划、组织、协调和控制，以保证护理服务达到规定的标准和满足服务对象需要的活动过程。护理质量的高低对医疗安全及整个医疗行业的声誉具有深远影响。如何把握护理质量管理的重点，确保护理质量的稳步提升，提高患者满意度，是医院护理工作的主要目标。

一、护理质量管理的重要意义

随着我国医疗改革不断深入，群众需求不断提高，医疗服务不断完善，国家对医疗机构管理越来越规范，各项医院质量管理标准也逐渐在与国际接轨。在医疗卫生事业的发展中，护理管理者担任着社会稳定、医院发展、患者安全、护士职业价值观体现的历史重任，面对服务对象质量的需求，如何提升护理管理水平，使护理质量达到患者健康服务的期望值，促进医疗改革及护理发展，是护理管理者神圣的历史责任。任何行业的服务质量都是一个持续改进、不断提升的过程，任何高品质的管理都源于担任这个团队的最高管理者。管理者要不断探寻最前沿、最科学实际、省时省力的护理质量管理模式，保证护理质量的持续改进，为临床提供支撑，保证一线护士能为健康需求者提供优质的护理服务，以适应医学发展的形势，促进我国护理专业的发展。

二、护理质量管理的特点

（一）护理质量管理具有广泛性和综合性

护理活动涉及患者生活护理、心理护理、技术操作、患者安全、文书处理等等，这些护理活动都有其相对应的质量管理，由此可见护理质量管理的广泛性和综合性。护理质量管理不应局限在临床护理质量管理范围内，在医院的服务质量管理中，护理服务质量也占很大一部分。

（二）护理质量管理既具协同性，又有其独立性

护理工作与诊断、治疗、手术、抢救等医疗工作密不可分，而且和医技科室、后勤服务部门的工作也有交叉。很多的护理质量问题表现在与其他部门的协调服务和协同操作。因此，护理质量管理必须加强协同质量管理。但是，护理质量并不是辅助性的质量问题，有其相对独立性，所以护理质量必须要建立一个独立的质量管理系统。

（三）护理质量管理的程序性与联系性

护理质量管理的程序性体现在护理工作的程序化，如患者外出检查，从检查前的评估、接诊时的核对、检查后的处置就是一套完整的工作程序。要确保工作程序的质量就要进行质量监测和控制。各项护理工作程序之间并非是相互独立的，有一定的联系性。这种联系性体现在一个工作程序的结束和另一个工作程序的开始间的交接，此时要对交接进行严格的质量管理以避免差错事件。

三、护理质量管理的基本原则

（一）以患者为中心

患者是护理服务的对象，是医院赖以生存和发展的基础。所有护理活动都应围绕着患者进行，以满足患者需求为目的来进行护理工作流程的设计和优化、制定护理工作标准。

（二）预防为主

护理质量管理的每一个环节都应充分重视预防为主的原则。剖析护理质量的要素、过程以及结果指标，针对护理质量的每一项指标建立相应的预防措施以及应急预案，切实把影响护理质量的问题消灭在萌芽之中，降低护理质量缺陷。质

量不是检验出来的，而是"做"出来的，在"做"的过程中应时刻谨记"预防"。

（三）全员参与

"全员参与"是全面质量管理中的"全面"之一。所谓"你思考我思考，质量提升难不倒"。护理服务的每一个环节和过程都是由护士来完成的，护理服务质量的优劣是由管理者以及提供服务的每一个护士来决定的。所以，护理管理者要充分认识到临床一线护士在提高护理质量中的作用，通过培训引导来加强护士的质量意识，发挥护士的主观能动性和创造性。

（四）决策靠数据说话

有效的决策要以数据为基础，而非是一拍脑门就定的。数据来源于对护理质量要素、过程以及结果指标的测量和监控。在利用数据之前护理管理者应该具有一定的统计学知识，通过对数据进行分析总结进而得出进行质量改善的方向和着眼点，避免决策的失误。

（五）持续质量改进

持续质量改进是指在现有服务水平上不断提高服务质量及管理体系有效性和效率的循环活动。在进行持续质量改进之前应对各个层次的护理人员进行培训，增强其追求卓越质量的意识，并积极参与其中。护理管理者通过对护理质量的监测，找出异常指标，确定改进项目。

四、护理质量管理的方法

护理质量控制的基本方法包括预防性控制、过程控制和反馈控制。

（一）预防性控制

预防性控制是管理人员在差错发生之前即运用行政手段对可能发生的差错采取措施进行纠正，是一种积极、主动的控制，采取必要的防范措施使可能出现的偏差在事先得以控制的方法。如护理人员分层级培训、安全教育、护理事件应急预案等。

（二）过程控制

过程控制是管理人员对正在进行的各种具体工作方法和过程进行恰当的指导、监督和纠正。过程控制的纠正措施作用于正在进行的计划过程之中，是在执行计划过程中对过程质量的控制，其有效性很大程度上取决于管理者的素质与能力以及护士对管理者的理解程度。

（三）反馈控制

反馈控制主要是分析工作的执行结果，并与控制标准相比较，发现已经产生或可能出现的问题，分析其原因和对未来的可能影响，及时拟定纠正措施并予以实施，防止同类问题继续发展或再度发生。反馈控制是一个不断提高的过程，管理过程中的各种信息会直接影响控制的结果，因此，质量信息的反馈应当做到灵敏、准确、及时，使反馈控制为管理者提供关于计划效果的真实信息，也可通过对计划执行结果的评价达到增强护理人员积极性的目的。

五、护理质量管理的核心内容

（一）建立健全护理质量管理体系

护理质量管理体系是指实施护理质量管理所需的组织架构、程序、过程和资源。它是实施护理质量管理的基础，是实现质量目标的重要保证。完善的质量管理体系可以控制护理服务过程中的每一个环节，使影响护理质量的因素都能及时地被发现和改善。护理质量管理体系要有明确的组织架构，组织中的每个人都有其相应的职责。护理质量管理体系并非独立存在，它也是医院质量管理的组成部分，应该契合到医院质量管理体系当中。

（二）制定和更新护理质量标准

护理质量标准是依据护理工作内容、特点、流程、管理要求、护理人员及服务对象的特点、需求而制定的护理人员应遵守的准则、规定、程序和方法。护理质量管理首先必须确立护理质量标准，有了标准，管理才有依据，才能协调各项护理工作。护理质量标准是衡量护理工作优劣的准则，也是指导护士工作的指南。随着科学技术的进步，护理质量标准也会发生相应的变化，因此，适时更新护理质量标准显得尤为重要。

（三）进行护理质量教育培训

播种一种思想，收获一种行为。为推进护理质量管理工作，质量教育培训至关重要。培训范围应包括组织内自高层领导到普通员工的所有人员，培训要考虑人员在组织中的层次来进行设计，护理部主任、病房护士长、临床一线护士的培训和发展需求是不同的。高层管理者如护理部主任需要了解质量管理法则、领导技能和战略质量规划；中层管理人员如病区护士长需要掌握质量管理标准、质量管理工具及方法，如 PDCA 的具体做法；临床一线护士则需要了解质量改进的具体做法，如获取最佳证据的方法等。

（四）开展全面的护理质量控制

质量控制是指为了达到质量标准而采取的贯穿于整个活动过程中的监测和控制活动，是将实际的质量结果与标准对比，并对其差异采取措施的调节管理过程。在制定护理质量标准后，就要深入临床去评价标准的执行情况，发现偏离标准的行为及时采取纠正措施，制定改善的标准计划，从而形成全面闭环的护理质量控制过程，以此来预防可能发生的不良事件。

（五）评价与持续改进护理质量

评价是为了监测质量标准或者前期制定的目标是否实现及实现的程度如何，进而掌握护理质量管理的效果。评价贯穿于整个工作的过程当中，根据评价的结果，分析其原因，进一步制定质量目标以进行持续护理质量改进。临床护理工作项目繁多，质量评价应选择有重要意义的关键指标，护理管理者进行质量评价时需将质量标准量化，客观准确筛选影响护理质量的关键指标。2016 年原国家卫计委医院管理研究所护理中心设立了 13 项护理敏感质量指标用于评价临床护理质量，帮助护理管理者通过客观数据信息全面了解质量现状和动态变化，进而发现问题，解决问题，并指导改善。持续护理质量改进是追求卓越护理质量的体现，也是增强管理效果的重要途径。通过循环不断的质量改进，护理质量得到有效提升。

第二节　无陪伴病房护理质量管理体系

早在 1986 年召开的首届护理工作会议上，国家卫生行政部门就要求各医院实施垂直管理。自实施护理部垂直管理以来，护理部在护理质量管理方面进行积极探索，搭建了合理的组织架构，并制定相应的职责，护理管理工作由监督型管理模式向自律型管理模式转变，提高了护理管理的科学性。

一、无陪伴病房护理质量管理组织架构

建立完善的质量管理组织架构是护理质量管理的重要一环。护理管理中的三级质量管理实施由护理部主任—科护士长—护士长全员参与的三级管理模式，形成护理质量管理委员会—护理质量管理专项组—病区护理质量管理小组三级监控网络（图 5 - 1）。

（一）护理质量管理委员会

工作职责：

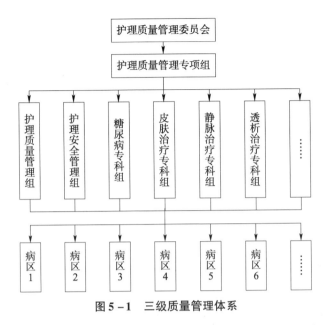

图 5 - 1 三级质量管理体系

（1）负责全院护理质量与安全的检查、监督工作，促进全院护理质量改进在各病区的落实。

（2）对全院护理质量提出总的要求和原则性的指导方针，制定年度质量管理目标，完善临床护理工作的各项考核标准。

（3）制定质控管理及临床护理工作考核内容。

（4）负责全院护理质量与安全检查及考核。

（5）分析并量化考核结果，并向考核的科室反馈考核结果。与临床科室共同提出改进措施。

（6）评价护理质量改进措施的实施效果。

（7）负责护理不良事件的鉴定，评定风险等级及伤害程度，组织护理不良事件的分析讨论，持续改进护理工作。

（二）护理质量管理专项组

目前，护理部建立护理质量管理专项组，分别为护理质量管理组、护理安全管理组、专科护理质量管理组包括糖尿病专科组、皮肤治疗专科组、静脉治疗专科组、透析治疗专科组等。

工作职责：

（1）负责全院各专项护理质量的检查、监督工作，促进全院专项护理质量改进在各病区的落实。

（2）制定完善专项护理质量考核标准。

（3）制定质控计划及专项护理质量考核内容。

（4）负责全院专项护理质量检查及考核。

（5）分析并量化考核结果，并向考核的科室反馈考核结果。

（6）与临床科室共同提出改进措施。

（7）评价护理质量改进措施的实施效果。

（8）组织护理不良事件的分析讨论，并提出建设性建议。

（三）病区护理质量管理小组

工作职责：

（1）负责本病区护理质量的检查、监督工作，促进病区护理质量持续改进。

（2）依据护理部各项考核标准进行病区护理质量自查。

（3）分析并量化护理质量自查结果，并在病区内向全员反馈。

（4）病区成员共同提出改进措施并落实。

（5）评价护理质量持续改进的效果。

二、无陪伴病房护理质量标准

标准是规范护理行为的重要依据，是衡量护理质量优劣的准绳。护理质量的好坏，直接关系到患者的主观感受和评价，因此护理质量标准的设置要与临床护理工作目标密切结合。护理质量标准是依据护理工作内容、特点、流程、管理要求、护理人员及服务对象特点、需求而制定的护理人员应遵守的准则、规定、程序和方法，是护理管理的重要依据、衡量护理工作优劣的准则，也是确保护理人员认真履行岗位职责，遵守操作规程，全心全意贯彻为患者服务的指南。

（一）护理质量标准的制定原则

一所医院护理质量标准的制定是否符合实际工作情况，能否满足不断改进工作、提高护理工作质量、调动护理人员积极性的要求，是制定护理质量标准的基石，它关系到全院医疗质量的全局。因此在具体制定过程中要遵循以下原则。

1. 目的性原则

标准需符合医院护理质量评价指标以及等级医院标准，针对不同目的制定不同种类的质量标准。举例：设置住院患者预防跌倒、静脉治疗等专项标准，全面反映患者多层面需求，体现以患者为中心的指导思想，无论是直接或间接为患者服务的项目均应以此为原则。

2. 科学性原则

护理质量标准要具有科学性，在制定护理质量标准前首先要对卫生行政法规、工作标准、管理制度、操作规范等做深入、透彻的了解，同时要对本院设备、设施，业务发展计划，人员引进机制、科室设置等情况做全面的了解，以便于在制定护理质量标准时做综合考量，以保证护理质量标准与医院的总体发展目标相协调的同时满足护理工作的需求。标准的制定不能只顾眼前利益，这将不利于标准在具体工作的重点落实和持续改进，要掌握医院目前的护理质量水平及国内外护理质量水平，结合实际工作中存在的问题及上级部门开展的各类专项活动要求进行不断修改、完善。比如，在无陪伴病房患者安全显得尤为重要，结合临床存在风险，护理部与全院护士长、护理骨干通过反复研讨，制定护理质量标准时引入患者安全质量标准，对安全事件标准进行专项设置，并每两年结合最新指南规范进行重新修订。

3. 实用性原则

在遵循国家相关法律法规、政策、标准、规程及省、市、自治区的等级医院评审标准基础上，结合本院的具体情况，制定针对本院的护理质量考核标准。其中如何结合本院实际情况及能否在工作中贯彻落实，发挥提高护理质量，改善服务水平的作用是重中之重。举例：工作流程是护理工作的关键环节，在充分评估各病区的设备、技术水平、病区人员数量，护士的业务能力，患者自理能力等多方面的基础上，制定合理的、规范的工作流程，逐项落实到每一个工作环节上。因此每一条服务规范均应极尽详细，有具体判定标准。

4. 可衡量性原则

制定标准时，质量管理委员会充分理解每一条标准所表达的真正目的是什么？理论依据在何处？在工作中能否落实等因素？要让护理人员知道怎样干？为什么这样干？重要的是，护理质量考核标准要密切与护理人员的绩效相结合，使工作质量与薪酬直接捆绑，量化每一项考核指标，将封闭式的质量管理改为开放式的考核，起到真正的激励作用。

5. 全员参与原则

标准制定需要全员参与，收集临床一线全面资料，主动征求护士长、护士的意见，尤其是临床一线执行人员，充分考虑临床的可操作性和有效性，了解患者与护士的需求，根据本医院的实际情况来制订标准，以避免标准与实践相脱节的问题，保证切实可行。目前对于护理来说全员参与的方式可以为头脑风暴法、小组讨论法、邮箱、微信群等，信息传递路径的简单通畅有利于全员的积极参与。

（二）护理质量标准的制订流程

护理质量标准对护理工作有很强的影响力和指导性，因此应与国家或地区现行标准相一致。标准的内容必须经过严格的论证且让管理者、执行者均能正确理解。

1. 编写标准草案

在护理质量管理委员会的授权下成立标准制定小组，依据国际、国家、省部级的有关法律、法令、规则和标准，国内外各机构和上级主管部门发布的本行业有关质量管理标准，召开全体护理管理者会议，结合医院等级要求和具体工作就质量标准具体内容进行研讨与交流，标准制定小组整理标准建议，编写标准草案。应参照的标准包括《综合医院分级管理标准》《中国护理事业发展规划》《医院管理评价指南》以及《国际 ISO9000 系列标准》等。

2. 征询意见

标准制定小组选取标准适用性较高科室进行临床调研，收集相关资料，对标准执行中存在问题与不足进行信息反馈；同时将草案下发至全院科室，对护士关于标准内容执行进行意见征集，标准制定小组进行汇总分析。

3. 确定标准草案（试行版）

召开全体护理管理者会议就征询反馈意见进行探讨和整理，标准制定小组编制标准草案，确定标准草案试行版内容，并由质量管理委员会提交医院审核。

4. 临床试行

医院审核通过后，将标准草案试行版在适用性较高科室试行 3～6 个月，收集临床各级人员反馈意见，包括医生、护士、医技人员等。召开护理管理者会议，对反馈意见进行研讨交流。标准制定小组根据管理者建议确定标准草案正式版，并由质量管理委员会提交医院审批。

5. 发布实施

医院审批后由护理部向各科室发布，并由护理教育小组组织对全体护理人员进行标准解读与培训，使护理人员对标准的意义和价值有明确清晰的认识，指导进行临床实施。

6. 编制过程注意事项

（1）强调质量标准的适宜性：如果标准制订的过高、过严，过于理想化而脱离了实际，就会难以实施；相反，标准过低、过松，就不能够解决目前存在的主要问题，导致标准形同虚设。

（2）强调质量管理职责：主要包括明确质量目标，规定质量职责和职权等。

（3）强调质量标准文件化：使其成为进行质量管理、衡量护理质量的重要依据。

（三）护理质量标准的修订、完善及实行

护理质量标准是保证护理服务质量的前提，一套符合实际、可操作性强的护理质量标准，会对医院护理质量的提高起到积极的推动作用。初步形成的标准只停留在理论层面，通过专家咨询、临床实践等方法不断修订和完善，最终纳入质量管理标准体系。定期修改、补充，并在全院公布征求意见，设置 3～6 个月试行期，经院质量管理委员会审定，签发后实施。另外根据上级部门新的要求和工作变化，医院护理质量标准每 2 年重新修订一次，以达到持续改进的目的。

（四）无陪伴病房护理质量标准体系

结合优质护理服务要求，深化以患者为中心的服务理念，全面落实责任制整体护理。依据国家卫生行政部门出台的《医疗管理评价标准实施细则》《消毒技术规范》《医疗事故处理条例》及《护理技术操作标准》等，结合医院实际情况，建立无陪伴病房优质护理服务标准体系，制定出《无陪伴病房护理质量考核标准》《无陪伴病房护理工作制度》《无陪伴病房护理技术操作规程》《无陪伴病房护理人员语言行为规范》、各种疾病护理常规以及相关护理法律法规等，为患者提供高效、优质护理服务。每两年根据新发布和出台的指南、规范、标准，及时修订与完善医院护理质量标准不断持续改进，与时俱进，促进临床工作质量提升。无陪伴病房优质护理服务质量标准及专科护理质量标准举例见表 5-1，表5-2。

表 5-1　无陪伴病房优质护理服务质量标准

病区：		检查日期：	检查人员：	
项　目		质量标准		分值
责任制整体护理（40分）	病房环境	1. 病房环境安全、整洁、秩序良好		5
	能级对应	2. 责任制整体护理工作模式落实到位，责任区划分合理，根据患者病情、护理难度和技术要求，对护士合理分工，体现能级对应，分级护理标志明确		7
	入、出院护理	3. 责任护士依照《医院患者入、出院护理工作制度及服务流程》进行入、出院护理		7
	岗位职责	4. 责任护士履行治疗、病情观察、基础护理、饮食与营养、心理护理、康复和健康指导、保护患者隐私等职责		7
	病情观察	5. 责任护士对患者病情掌握全面，包括诊断、病情、治疗、护理问题及措施、病情变化的观察重点		7
	护理文件	6. 护理记录客观、准确、及时、完整		7

续表

病区：		检查日期：	检查人员：	
患者安全管理（50分）	跌倒	1. 跌倒预防：高危患者危险因素的评估时机适宜，评估表运用准确，高危患者防范措施落实正确		7
	管路	2. 管路预防：高危患者危险因素的评估时机适宜，评估表运用准确，高危患者防范措施落实正确		7
	压疮	3. 压疮预防：高危患者危险因素的评估时机适宜，评估表运用准确，高危患者防范措施落实正确		7
		4. 压疮护理：措施落实正确，及时上报，会诊		
	静脉炎	5. 静脉炎预防：高危患者危险因素的评估时机适宜，评估表运用准确，高危患者防范措施落实正确		4
		6. 静脉炎护理：措施落实正确		
	用药	7. 药品存放：不同类型药品存放规范，标识清楚。特殊及贵重药品如抢救药品、麻精药品等应做好管理		7
		8. 药品使用：使用不同类型的药品时，应符合相关规定		
	交接	9. 交接前：交接前评估准确，准备完善		4
		10. 交接中：交接内容全面，保证转运检查顺畅		
		11. 交接后：妥善安置		
	查对	12. 医嘱查对：医嘱确认、核对、处理流程正确		7
		13. 药物查对：摆药、配药、执行流程正确		
		14. 其他查对：辅助治疗、饮食等其他查对严格落实查对制度		
		15. 输血查对：输血查对与记录		3
	危急值报告	16. 严格执行危急值报告制度与流程，建立危急值登记本，及时、准确记录患者信息、危急值内容和报告者信息，及时通知主管医生，并做好记录		4
设备及物品管理（3分）	仪器及物品管理	1. 仪器设备、急救物品管理规范，使用有效		3
	抢救车	2. 病房抢救车物品齐全，专人管理，定期检查并有记录		
消毒隔离（7分）	手卫生	1. 严格执行手卫生规范		4
	环境布局	2. 治疗室、换药室、检查室等布局合理，分区清楚，物品放置合理		3
	无菌物品	3. 无菌物品管理和使用符合规范要求		
	医疗物品	4. 对于重复使用的诊疗器械、器具及物品，用后处理符合规范要求		
	医疗废物	5. 医疗废物的处理符合规范要求		
	特殊患者	6. 出院、倒床、传染患者严格执行消毒隔离制度		

表5－2 无陪伴病房压疮预防专项质量标准

病区： 检查日期： 检查人员：

检查项目	检查方法	等级评分				
		优秀	良好	合格	基本合格	不合格
1. 护士掌握评估方法，进行准确评估，并及时准确记录	提问护士 现场检查	10	8	6	4	0
2. 护士对高危患者病情掌握良好		20	15	10	5	0
3. 护士能够掌握压疮相关知识		10	8	6	4	0
4. 护士能够对高危患者进行连续评估	现场检查	10	8	6	4	0
5. 护士能为患者提供针对性防范措施		20	15	10	5	0
6. 护士按时巡视病房、定时翻身，观察局部皮肤受压情况		20	15	10	5	0
7. 患者了解预防压疮的方法及重要性	询问患者	10	8	6	4	0

三、护理质量标准培训

护理的发展势必带来护理质量标准的不断更新，因此标准的学习也不是一蹴而就、停滞不前的。临床护士作为整个标准流程的"执行者"，是这个流程的"末梢系统"。执行力不佳的重要原因之一是缺少科学、系统的培训，没有让执行者真正了解标准内容、具体操作流程，也就是说护士"不知道做什么""不知道怎么做"。因此对临床护理人员的培训或继续教育要考虑到实际可操作性，对新增或修改的护理质量标准可以以单行点状知识的形式，阶段性地输入。为了提供有效的护理质量标准培训，必须要针对组织和护士个人需求设计和实施培训，同时注重培训内容在实践中的运用等。培训者在设计课程和制定培训计划时，需要充分考虑以上要点，利用一些培训技巧提高护士的参与度，使培训内容能运用于临床实践并对护士的工作能力有所提升，不断提高培训的有效性，为促进护理质量提升打下良好基础。

第三节 护理质量管理常用方法及工具

护理质量管理的核心即在于质量改进。护理质量改进是在全面质量管理基础上发展起来的一种新的管理理念，其特点是将决策者的集中管理转化为各个层面的自觉管理，通过过程质量控制和过程管理，达到更高的工作质量，具有明显的前瞻性与广泛性。对于构建合理的护理质量管理体系、提高护理质量具有较高的价值。持续质量改进以预防为主，强调持续的、全程的质量控制，从而达到更好的效果和更高的效率。

一、护理质量管理方法

一个组织的优秀品质来源于科学管理。事实上，很多质量问题是由于危险因素作用于系统的薄弱环节而产生的。现代质量管理方法遵循科学的程序，综合运用各种管理技术和方法，收集大量数据资料，再通过优化流程等途径来增强系统抵御风险的能力，从而提高护理服务质量和医院的整体质量。目前常用的持续质量改进方法有 PDCA 循环、品管圈、追踪方法学、根本原因分析法、六西格玛管理、5S 管理等等。

（一）PDCA 循环

全面质量管理活动的运转，离不开管理循环的转动。PDCA 循环又叫戴明环或质量环，是美国质量管理专家威廉·戴明博士提出的，它是全面质量管理应遵循的科学程序。全面质量管理活动的全部过程，就是质量计划的制订和组织实现的过程，这个过程就是按照 PDCA 循环，不停顿地周而复始地运转，从而使工作质量得以循环螺旋式的提升和改进。目前，PDCA 在护理管理、护理教学、临床护理等领域得到广泛性的应用。

1. PDCA 循环的四个阶段

PDCA 循环包括 P（plan）、D（do）、C（check）和 A（action）4 个阶段。

P（plan）—策划：包括方针和目标的确定以及活动计划的制定。

D（do）—实施：具体运作，实现计划中的内容。

C（check）—检查：总结执行计划的结果，分清对错，明确效果，找出问题。

A（action）—处置：对检查的结果进行处理，成功的经验加以肯定并予以标准化，便于工作时遵循；对于失败的教训也要总结，以免再出现。对于没有解决的问题，应提交给下一个 PDCA 循环中去解决。

2. PDCA 循环的九个步骤

如果从选题开始来划分进程，可以将 PDCA 循环细分为九个步骤，也就是通常所说的 "FOCUS - PDCA"。

F：Find a process to improve. 分析现状，发现需要改进的问题，选定改进的主题。

O：Organize a team that knows the process. 成立质量改进小组。

C：Clarify the current knowledge of the process. 明确现行流程和规范，查找最

新知识和有用的信息，设立改进目标。

U：Understand the causes of process variation. 分析现状与目标之间存在差距的原因。

S：Select the process improvement. 选择改进流程的方案。

P：Plan the improvement and continued data collection. 制定行动计划和数据监测计划。

D：Do the improvement, data collection, and analysis. 实施阶段。

C：Check and study the results. 检查改进结果。

A：Act to hold the gain and to continue to improve process. 标准化处理，巩固改进成果或寻找进一步改进空间。

但是应当注意，PDCA 循环的应用不应是僵化的，其具体的工作步骤应根据工作项目的规模、特点、难度及实现的方法而灵活掌握。

（二）品管圈（Quality Control Circle，QCC）

QCC 是由相同、相近或互补之工作场所的人们自动自发组成数人一圈的小圈团体（又称 QC 小组，一般 6 人左右），然后全体合作、集思广益，按照一定的活动程序。它是一种比较活泼的质量管理形式，其特点是参加人员强调领导、技术人员、员工三结合。

当不知道真正的问题有哪些，甚至不知道主要的问题在哪里的时候，就要通过分析找出主要的问题。列出主要问题可能的清单，再从中找出真正的问题，然后找出解决的方法。最后，一定要在掌握的现况中保持成果。

现代的 QCC 管理内容和目标突破了原有的质量管理范围，向着更高的技术、工艺、管理方面扩展。目前 QCC 可以用于各个专科小组的持续质量改进，如静脉治疗小组、皮肤治疗小组、腹透专科小组等（表 5 - 3）。

表 5 - 3　QCC 实施步骤

步骤	说明	工具和资料
1. 组圈	确定圈名、圈徽；圈员人数；圈长的人选；圈长应具备的条件；圈的登记；定期召开圈会	—
2. 选定主题	从质量方针目标、关键工序、产品生产薄弱环节和顾客需求四个方面入手	质量计划、工序图、头脑风暴法
3. 现况分析	运用不同的 QCC 工具从日常报表或现场调查中获取对比性强的数据	各类生产报表、调查表、排列图、折线图、柱状图、直方图

步骤	说明	工具和资料
4. 设定目标值	依据相关文件、数据确定合理的目标值，目标值尽可能量化、可达到和可考核	上级指令、客户需求、行业对比、问题的预测分析
5. 分析原因	针对问题反映出的现象，找出问题发生的根本原因	鱼骨图、关联图、系统图
6. 确定要因	将鱼骨图、关联图、系统图中的末端因素收集起来，根据关键少数和次要多数的原理，进行排序，从中找出主要原因	要因排列表
7. 制定对策	确定主要原因后，应用头脑风暴法或5W1H制定对策	头脑风暴法、5W1H
8. 实施对策	依据对策进行改善；组员要定期或不定期地跟踪实施效果并记录；如发现问题，要及时处理	对策实施记录表
9. 确认成效	将实施前后的数据进行对比，计算经济效益和社会效益，确定最终效果；必要时可进行二次循环改进	—
10. 巩固措施	达到预定目标值时，表示课题已经完成，小组成员应将改进措施标准化，形成文件	SOP/改进记录
11. 总结和计划	总结成果，提高工作水平；成果交流会，奖励；并将遗留问题纳入下一个循环	PDCA循环

（三）根本原因分析

不良事件的发生有时看似偶然，事实上存在必然。墨菲定律告诉我们，只要存在发生事故的原因，事故就一定会发生。根本原因分析（root cause analysis，RCA）就是在奶酪原理的基础上提出的一种回溯性失误分析方法，该方法将分析重点放在整个系统及流程的改善方面。美国医疗机构评审联合委员会（Joint Commission on Accreditation of Healthcare Organizations，JCAHO），在1997年将其引用至医疗安全领域，目前是使用最为广泛的医疗质量管理工具之一。根本原因分析是通过一定的程序化的问题处理方法，经过广泛地收集主客观证据和系统规范化的分析，突破事件的表象特征，透视失误发生的过程，逐步挖掘最源头原因，进而实施有针对性的预防行动，防止同类失误的再次发生。根本原因分析的核心概念是：分析整个系统或流程的缺陷，而非追究人为的过错与责任，找出潜存于组织系统内部的造成行为偏差的根本原因，进而改善系统及流程，减少同类事件的发生，营造一种重视管理、持续改进的安全文化。

根本原因分析的目标是找出：①问题（发生了什么）；②原因（为什么发生）；③措施（什么办法能够阻止问题再次发生）。主要概念包括：①直接原因，又称近端原因，是导致事件发生比较明显或比较容易想到的原因；②间接原因，是导致直接原因发生的原因，通常可分为多个层次；③根本原因，即导致我们所关注的问题发生的最基本的原因，存在于导致事件发生的众多间接原因之中，通常位于较深的层次，需通过一定的逻辑关系分析才能确定。因为引起问题的原因通常有很多，物理条件、人为因素、系统行为或者流程因素等等，通过科学分析，有可能发现不止一个根源性原因。确定是否根本原因的原则是：通过纠正或改进该原因，可以有效防止同类事件的重复发生。

根本原因分析法最常见的一项内容是，提问为什么会发生当前情况，并对可能的答案进行记录。然后，再逐一对每个答案问一个为什么，并记录下原因。根本原因分析法的目的就是要努力找出问题的作用因素，并对所有的原因进行分析。这种方法通过反复问一个为什么，能够把问题逐渐引向深入，直到发现根本原因。找到根本原因后，就要进行下一个步骤：评估改变根本原因的最佳方法，从而从根本上解决问题。这是另一个独立的过程，一般被称之为改正和预防。当在寻找根本原因的时候，对每一个已找出的原因也要进行评估，给出改正的办法，有助于整体改善和提高。根本原因分析作为一个一般性的术语，存在着一系列不尽相同的结构化的具体方法，可用于解决具体的组织问题，如应用于不良事件的分析。

（四）追踪方法学

传统的护理安全管理模式习惯将不良事件发生的原因归结于个人的不安全行为，却忽略了对事后的个人补救及系统失误的追踪，从而导致不良事件难以避免甚至类似事件再次出现。追踪方法学（tracer methodology，TM）是一种过程管理的方法学，是对患者在整个医疗系统内获得的诊疗、护理经历进行追踪的方法。追踪方法学是 2004 年美国医疗机构评审联合委员会（JCAHO）全新设计的现场调查方法，2006 年开始应用于 JCI 评价。2010 年国家卫生行政部门启动追踪方法学课题组进行专项理论研究与试点评估。追踪方法学用"以患者为中心"的服务理念，用患者的视角，实际了解医院的服务质量。评价者追踪医院患者的治疗、护理、服务经历或者考查医院的治疗、护理、服务系统，评估医疗机构对患者安全和质量操作标准的遵从性。追踪访查工具有追踪主线及要点、追踪地图、追踪查检表、追踪资料收集表及建议汇总表。

追踪方法包括：个案追踪和系统追踪两种类型。

1. 个案追踪方法学

评审员跟踪单个患者的就医经历，以评价标准为准则来评价医院的表现。追踪的方法是对患者从就诊到出院期间所得到的照护、治疗和服务过程进行连续追踪。

个案追踪管理应用。包括成立追踪管理小组，收集个案发生的相关原因，追踪个案的处理方法，追踪个案补救效果及反馈。①成立追踪管理小组，各片区推荐有丰富临床经验、责任心强的护士长及护理骨干，经护理部全面考核审定。②收集个案发生的相关原因，利用鱼骨图等工具，从人为因素、设备因素、环境因素、其他因素等方面全面罗列不良事件原因，再通过查看病历、工作流程、物证资料等收集资料验证原因。③追踪个案的处理方法，结合医院实际情况，在查阅文献的基础上，采用头脑风暴法，编制护理不良事件实时自救流程和三级补救流程。④追踪个案补救效果及反馈，追踪管理小组通过对护理不良事件补救措施实施的实时监控及对补救全过程的跟踪，及时了解个案补救的效果，协助修正补救环节。同时将补救成功的案例汇总，建立补救数据库，分析总结，发现补救实施过程中的问题和改进点，完善补救数据库，使护理不良事件造成的损失降低到最小。

2. 系统追踪方法学

在 2011 年 1 月生效的 JCI 医院评审标准中，系统追踪被重新分为以下四类：药物管理、感染控制、改进患者安全与医疗质量、设施管理和安全系统。以个体为基础的系统追踪检查关注的是医疗机构中某个具体的系统或环节，评价各学科和部门间的沟通、各环节间的配合和协调，重点检查系统、管理中存在的问题。在医疗单位中对于患者可以保证患者安全；对于医务人员可以改善团队沟通与运行模式；对于医疗机构可以降低风险，持续提升医疗质量与患者满意度。

系统追踪管理应用。①根据事件危险程度针对性处理。a. 对患者造成重大损伤的事件采用根本原因分析法，寻找系统漏洞和薄弱点，引用和借鉴相关经验，有的放矢地从根本上采取防范措施，以降低同类型护理不良事件的发生率；b. 对某些频繁发生的事件采用屏障分析技术，从物理屏障和管理屏障识别现有可阻断患者安全影响因素的屏障，然后应用头脑风暴法、根本原因分析法从系统上寻找屏障失效的原因和关键因素，制定加固屏障的方案，重新设计缺如的屏障。②增订或修改完善制度，追踪管理小组针对系统的缺陷，及时修订完善现有制度，或增订新制度，并上报护理部质控网络管理小组，小组开会共同对增订或修改的制度进行讨论，确定是否可推广和实施。③护理人员培训及效果评价，组织全院护士学习新增订或修改完善的制度，护理部通过护理不良事件再次发生的频度，评估培训效果。若效果明显，则将各种增订或完善的制度固化，形成标准流程，编印成册，护士人手一册；若效果不明显，则由追踪管理小组重新修订制度、讨论，再次培训和评价，如此循环，直至达到明显效果。

（五）六西格玛（6 – Sigma）

六西格玛管理是一种全新的管理的方式，主要不是技术项目，而是管理项目，是一种能够严格、集中和高效地改善流程管理质量的实施原则和技术，以"零缺陷"的完美追求，带动质量成本的大幅度降低，最终实现财务成效的提升与竞争力的突破，要求减少缺陷、提高产量、提高满意度和较高的净利润。其核心理念是以"最高的质量、最快的速度、最低的价格"向患者提供产品和服务。

六西格玛管理的魅力不仅在于它强调了测量对于管理的意义，还在于它提出了一套科学严谨的用以支持过程绩效改进的方法论，其中被广泛认同并使用的是用于对现有过程进行改进的 DMAIC 方法。DMAIC 方法是由定义（define）、测量（measure）、分析（analysis）、改进（improve）和控制（control）等五个阶段构成的过程改进方法，也被称为过程改进五步法。DMAIC 方法将过程改进分为上述五个阶段，每个阶段都有特定的工作和要求。

1. 定义

定义阶段主要是明确问题、目标和流程，需要回答以下问题：应该重点关注哪些问题或机会？应该达到什么结果？何时达到这一结果？正在调查的是什么流程？它主要服务和影响哪些顾客？

2. 评估

评估阶段主要是分析问题的焦点是什么，借助关键数据缩小问题的范围，找到导致问题产生的关键原因，明确问题的核心所在。

3. 分析

通过采用逻辑分析法、观察法、访谈法等方法，对已评估出来的导致问题产生的原因进行进一步分析，确认它们之间是否存在因果关系。

4. 改进

拟订几个可供选择的改进方案，通过讨论并多方面征求意见，从中挑选出最理想的改进方案付诸实施。实施六西格玛改进，可以对原有流程进行局部的改进；在原有流程问题较多或惰性较大的情况下，也可以重新进行流程再设计，推出新的业务流程。

5. 控制

根据改进方案中预先确定的控制标准，在改进过程中，及时解决出现的各种问题，使改进过程不至于偏离预先确定的轨道，发生较大的失误。

设计步骤：①确立一个有价值的设计项目，这一阶段的目标在于为将来的活动提供一个坚定、清晰的方向；②聆听顾客的声音，项目确立以后，最关键的工作是先聆听需求者的声音；③开发概念，此阶段的要求是既要有高度创新又要有相当的基础出发，建立各式各样的备选方案；④设计最优化，是前面收集资料过渡到使用已有信息做决定，采取行动推陈出新；⑤验证最优化的设计，设计的特色是强调把质量融入设计，而不是用反复试验的方法不断提取然后获得质量；⑥记录经验，这是设计的最后一步，所做工作就是把设计中应用的每个工具和方法，每个函数和规则记录下来。六西格玛管理是一个不断改善的过程。在其标准下，永不间断地寻求质量的提高和质量的稳定，而没有终点。在这个过程中，借助于不同的辅助分析工具使实施更有效果。总体而言，它是一项系统工程，一是团队合作，二是领导层的参与支持。

（六）5S 管理

香港普遍称之为五常法，可用于仓存管理、电脑档案、数据库和个人物件分类等，包括有常组织、常整顿、常清洁、常规范、常自律。

1. 常组织（seiri）

筛选工作中必需与非必需的物品，使两者区分开，并将必需物品的数量降到最低，置于方便取用的区域，清理非必需的物品或归入仓库。主要目的是腾出"空间"，活用"空间"，规避误用。主要步骤如下。①实施工作场所的全面查检；②确立该区域物品必需与非必需的评判标准；③移除非必需物品；④调查必需物品的使用频率，确定常用量；⑤根据物品的使用频率实施分层管理。

2. 常整顿（seiton）

在常组织后，对现场所需物品实施标准化放置，做到定点放置、定量供应，明确标志，摆放整齐，可采用目视管理、颜色管理、增加透明度等原理进行设计，主要目的是提高物品取用、放回的效率，30 秒内就能找到所需物品。主要步骤如下。①分析现状：例如不知晓物品名称与地点，存放点太远、存放点分散，杂乱堆放寻找费时，无标签导致盲目寻找等。②物品分类：评估必需物品的性质、用途和使用频率，统筹分析区域场地和收纳架，遴选合适的定点位置和清晰标签。③放置方法：常用物品放在容易取到的地方；物品存放在膝关节到肩膀高度范围；笨重物品放在底层；针对效期物品遵循先进先出原则，按照有效期先后顺序排放；制定物品管理标准与使用登记本；规定每类物品定量基数，根据病区常规用量设置存量最低阈值，避免存量不足延误使用。

3. 常清洁（seiso）

保持环境、设备、仪器、物品处于清洁状态，杜绝污染脏乱。主要步骤：①划分清洁责任区，制定查检表；②注意清洁范围要全面，隐蔽位置要关注，关注仪器设备的清洁保养；③定时实施清洁活动；④全员履行清洁任务。

4. 常规范（seiketsu）

连续、反复地坚持常组织、常整顿、常清洁工作，实施环境教育和行为养成，实现优良的工作方法及理念的标准化和规范化，维持环境管理的常态长效。主要步骤：①认真落实常组织、常整顿、常清洁工作；②规划责任区，落实责任人；③充分吸纳创意，全面推行透明度、视觉管理和看板管理法；④建立经常性的激励制度；⑤制定督查标准和督查方法；⑥强化5S管理意识。

5. 常自律（shitsuke）

要求人人依规定行事，养成好习惯。主要步骤：①持续推行使之常态化；②制定共同遵循的行为规范标准；③持之以恒；④定期实施五常法质量督查。

（七）5W1H分析法

"5W1H"是管理工作中对目标计划进行分解和进行决策的思维程序，为人们提供了科学的工作分析方法，常常被运用到制定计划草案上和对工作的分析与规划中，并能使我们工作有效地执行，从而提高效率。"5W"最早有1932年美国政治学家拉斯维尔提出的一套传播模式，经过不断运用总结，逐渐形成"5W1H"模式。它对要解决问题的对象、目的、时间、地点、人员和方法提出一系列的询问、并寻求解决问题的答案。这六个问题如下。

W——Why，为什么要做这件事情?

W——What，做的这件事情是什么?

W——Who，这件事情由谁负责，由哪些人来完成?

W——When，这件事情什么时间开始，什么时间完成?

W——Where，这件事情在什么地点开展?

H——How，这件事情怎样来完成，采用什么方法来完成?

以上六个问题的英文第一个字母为5个W和1个H，所以简称5W1H分析法。

二、护理质量管理常用工具

"工欲善其事，必先利其器"，在质量改进中应用不同的数据资料类型，选用数字资料的工具和非数字资料的工具分析处理数据资料，为质量改进决策提供依据。正确有效的决策需要领导者运用科学的方法，以数据和信息为基础，通过科学的分析，做出正确的决断。数据和信息是客观事实的一种反映，建立在数据和信息分析基础上的决策就是基于事实的决策方法，可以防止决策失误。因此，应重视数据与信息的收集和分析，为决策者提供客观依据。目前护理工作中的常用工具有查检表、鱼骨图、柏拉图、散点图、趋势图等。

（一）查检表

查检表（check list）是用来记录事实和分析事实的统计表，又称调查表或统计分析表。查检表是 QCC 七大手法中最简单也是使用得最多的手法。查检表是使用简单易于了解的标准化图形，只需填入规定的检查记号，再加以统计汇总其数据，制成图形或表格，即可提供量化分析或比对检查用，必要时记上检查记号，此种表格称为点检表或查核表。查检表能系统地收集资料、积累信息、确认事实并可对数据进行粗略的整理和分析。也就是确认有与没有或者该做的是否完成（检查是否有遗漏）。一般而言，查检表可依其工作的目的或种类分为两种。

1. 点检用查检表

在设计时即已定义使用时，只做是非或选择的注记，其主要功用在于确认作业执行、设备仪器保养维护的实施状况或为预防事故发生、确保安全时使用，此类查检表主要是确认检核作业过程中的状况，以防止作业疏忽或遗漏，例如手卫生查检表、管路固定查检表等（表 5 – 4）。

2. 记录用查检表

此类查检表是用来搜集计划资料，应用于不良原因和不良项目的记录，做法是将数据分类为数个项目，以符号、记号或数字记录的表格或图形。由于常用于作业缺失，质量良莠等记录，故亦称为改善用查检表。查检表能为应用排列图、直方图、控制图、散布图等工具、方法做提前性的工作准备。

表 5 – 4　PDA 输液查对标准操作流程落实情况查检表

病区：	检查人：									时间：年　月　日		
查检项目	查检护士例次										查检总数	不合格例数
	1	2	3	4	5	6	7	8	9	10		
1. 核对床尾卡与药袋标签上姓名床号一致												
2. 询问患者姓名、床号（使用 2 种以上方法确认身份）												
3. 查看腕带、床号信息与患者陈述相符												
4. 扫描腕带——扫描药袋二维码——挂液												
5. 执行操作中再次核对，查看腕带												
6. 按操作规程执行正确给药												
7. 执行操作后的再次查对												
8. 执行单记录时间签字												

（二）特性要因图

特性要因图（cause and effect chart）由日本品质管理大师石川馨先生于1952年所发展，故又名石川图，将问题的原因及对策归纳整理绘制而成，形状似鱼骨，又称为鱼骨图。它是一种发现问题"根本原因"的分析方法，将其划分为原因追求型（鱼头向右）与对策拟定型（鱼头向左）两类。

制作鱼骨图分为两个步骤：分析问题原因（结构）、绘制鱼骨图。分析问题原因（结构）：针对问题点，选择层别方法（如人员、机械、材料、方法、环境等）；运用头脑风暴的方法分别对各层类别找出所有可能原因（因素）；将找出的各要素进行归类、整理，明确其从属关系；分析选取重要因素；检查各要素的描述方法，确保语法简明、意思明确（图5-2）。

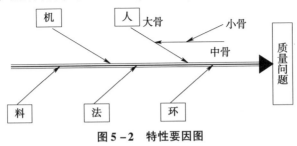

图5-2　特性要因图

（三）柏拉图

柏拉图（Pareto chart）是将出现的质量问题和质量改进项目按照重要程度依次排列而采用的一种图表。将发生频率从最高到最低的项目进行排列而采用的简单图示技术。以意大利经济学家 V. Pareto 的名字而命名的，又叫排列图、主次图。按照发生频率大小顺序绘制的直方图，表示有多少结果是由已确认类型或范畴的原因所造成。排列图用双直角坐标系表示，左边纵坐标表示频数，右边纵坐标表示频率，分析线表示累积频率，横坐标表示影响质量的各项因素，按影响程度的大小（即出现频数多少）从左到右排列，通过对排列图的观察分析可以抓住影响质量的主要因素。柏拉图法则往往称为二八原理，即百分之八十的问题是百分之二十的原因所造成的。柏拉图在项目管理中主要用来找出产生大多数问题的关键原因，用来解决大多数问题。在总结应中注意：分类方法不同，得到的排列图不同；关键的少数不可忽视；把发生率高的项目减低一半比完全消除发生问题的项目更为容易（图5-3）。

（四）散点图

散点图是指在回归分析中，数据点在直角坐标系平面上的分布图，散点图表示因变量随自变量而变化的大致趋势，据此可以选择合适的函数对数据点进行拟合。用两组数据构成多个坐标点，考察坐标点的分布，判断两变量之间是否存在某种关联或总结坐标点的分布模式，散点图将序列显示为一组点，值由点在图表中的位置表示，类别由图表中的不同标记表示。散点图通常用于比较跨类别的聚合数据。

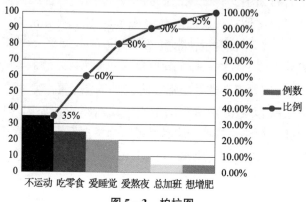

图 5 - 3　柏拉图

（五）趋势图

用来表示时间与数量的关系，即因时间关系，而产生各项资料相对变化的情形，也可称为统计图或统计图表，是以统计图的呈现方式，如柱型图、横柱型图、曲线图、饼图、点图、面积图、雷达图等，来呈现某事物或某信息数据的发展趋势的图形，使其能被更好地理解。

第四节　无陪伴病房护理质量管理实践

护理质量直接反映护理工作的职业特色和工作内涵，护理质量的高低不仅取决于护理人员的素质和技术质量，还取决于护理管理方法和管理水平的高低。只有坚持以护理质量为核心，以质量管理为重点，以组织管理为保证，同时加强教育培训，不断调动护理人员积极性，转变观念，人人参与组织管理、认真履行工作制度，开展人性化的护理服务，并持续质量改进，才能与时俱进，使护理管理步入持续良性的发展轨道，有效提高护理质量。

一、无陪伴病房护理质量管理实施

护理质量控制作为一种有目的的管理行为，其实质是保持（或改变）管理对象的某种状态，使其达到管理者预期的目的，贯穿于质量管理的全过程中。标准是计量现实或预期工作成果的尺度。护理质量改进必须针对具体目标，在三级质量管理体系架构下，按实际情况设计控制程序，具体流程见图 5 - 4。

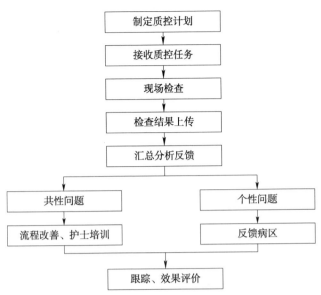

图 5-4　无陪伴病房护理质量管理流程

（一）制定质量管理计划

经过长期探索，目前护理部对各病区实施每月护理质量管理督查。其中质量管理计划（表 5-5）由护理质量管理委员会每月制定，下达到各护理质量管理专项组。质量管理计划涉及对上月问题的追踪检查、各病区日常质量检查等方面，内容包括检查方法、检查项目、检查人员、检查病区、检查日期等。随着护理信息化建设的不断完善，目前，护理质量管理计划已实现电子化，护理质量管理委员会可直接在护理管理信息系统中编辑生成计划，护理质量管理专项组成员可在系统中直接查看自身质量管理计划，进而开展质量管理工作。

表 5-5　××年××月护理质量管理计划

检查方法		检查项目	检查病区
追踪检查（护理不良事件/存在问题持续改进）	个性	查对流程	病区 1（3 个月）
		药物外渗/静脉炎不良事件	病区 2（3 个月）
	共性	危急值管理	病区 1、2、3、4……（3 个月）
		预防中心静脉导管血流相关感染检查	
日常检查		病房护理质量	病区 1、2、3、4……
	患者安全	预防意外跌倒	病区 1、2、3、4……
		预防非计划拔管	
		输血/血制品流程规范	
		……	病区 1、2、3、4……
		……	……

（二）根据计划开展质量检查

各专项组成员根据计划，对照各项护理质量考核标准，赴临床各病区开展质量检查。检查内容包括从患者入院、住院、出院的全程质量管理。每次检查借助IPAD实施，均需做好记录，检查结果直接上传后台护理管理系统，专项组成员对其进行小结后可通过系统将结果上报护理质量管理委员会。

护理质量管理委员会对上传的各病区质量检查结果进行汇总分析，召开护士长会，对当月质量检查结果进行讲评，指出在检查中发现的共性问题，护理部组织进行整改，对于各病区存在的个性问题，反馈到各病区进行整改。

（三）整改及效果评价

病区接到反馈后，对反馈问题进行讨论，分析原因，提出改进措施，上交护理质量管理委员会以备追踪验证。同时，在病区实施各项改进措施，并按照质量考核标准每月对病区护理质量进行有计划的抽查并做好记录。

每季度定期总结，每年召开护理质量管理总结会议，由护理质量管理委员会、专项护理控制组长分别对全院护理质量进行总结，并将次年的工作计划、目标公布全院。年终对质量检查分数进行汇总、排序，对优秀病区的护士长及全体护理人员给予表彰及奖励。总之，在护理三级质量管理网络下，护理质量问题被及时发现并反馈，各病区分析原因，不断改进，从而达到持续提升护理质量的目的。

二、无陪伴病房护理质量管理实践总结

（一）构建护理质量管理组织是保证临床护理质量的前提

护理工作由传统以疾病为中心服务模式已向人性化、个性化的现代护理服务模式转变。护士不仅从事生活照顾、技术服务、疾病护理，还要做好患者的心理护理、健康教育、出院指导等，涉及面广，角色多元化，许多工作正在实施、探索和完善中。因此，组建一个科学、规范的质量管理组织架构，可以有效保证临床护理工作稳步、有序地进行，并在结构质量、过程质量及终末质量监控中严格把关，把问题控制在萌芽状态之中，使护理管理纳入有计划、有组织、有实施、有评价、有协调的良性循环中，为保证临床护理工作的质量和持续改进提供了强有力的组织保障。

（二）以人为本是做好护理质量管理的基础

质量管理活动中调动人的积极性，充分发挥人的能力，创造尊重、充满生机和活力的工作环境，有利于提高企业素质。医院护理质量管理体系的组建，使更多的护理人员参与到质量管理活动中，每个病区都设有质量管理小组，使护理工作从被动管理转变为主动参与管理，从而发挥护士管理的智慧和主观能动性，以自身行为进行约束和控制。质量管理的最高境界就是达到自律状态。

（三）护理质量管理是提升服务意识、提高患者满意度的保证

护理质量管理的目的就是使护理人员的业务行为活动符合工作需要和满足患者需要，有效的质量管理就是用最佳的参数、最短的时间、最好的技术、最低的成本达到最优质的护理。患者是医院生存的条件，满足患者的需求是我们关注的焦点。护理人员的自身素质直接影响着护理服务质量，医院始终把为患者提供优质的护理服务放在首位，大力宣传落实"始于患者之需求，止于患者之满意"的服务理念，增强护理人员"我是责任人"的意识，在工作中能严格要求自己，对患者表现出具有关怀和爱心，由原来"要我服务"转变为"我要服务"。

（四）重视质量管理中的反馈能有效促进质量持续改进

医院现行的护理质量管理体系中，各级组织利用现场反馈、会议平台、信息平台等方式将每月结果反馈给相关科室，并利用护士长会每月对护理质量做出分析和总结。对存在问题突出的科室，除给予重点指导外，还要求其做出原因分析，制定改进措施，直至改正。在质量管理反馈中，及时、有效的信息反馈能使护理人员了解护理质量存在的问题，采取措施，及时解决，这个过程循环反复，打破了每次检查出现同样问题的"质量无效环"，最终可达到持续质量改进的目的。

三、实战演练

实战演练以"运用标准化流程降低住院患者失禁相关性皮炎发生率质量改善项目"为例。

（一）背景

失禁相关性皮炎（incontinence – associated dermatitis，IAD）是指由于暴露于尿液或粪便所造成的皮肤损伤，是一种发生在大小便失禁患者身上的接触性刺激性皮炎。IAD不仅会给患者造成生理、心理的痛苦，还因其治疗困难较大费用较高给患者增加经济负担，甚至还可能导致感染威胁生命。IAD较高的发生率以及给患者所造成的生理和心理的痛苦引起护理专家的高度重视。我院是一所"无陪伴"三甲医院，住院患者以老年人居多，失禁发生率高，加之老年人的皮肤弹性差、屏障保护功能弱，IAD的发生率也会相应增加，进而增加压疮的发生风险，给我院护理工作带来了挑战。

（二）现况调查

通过对 2017 年 2～5 月住院患者失禁情况的回顾性调查发现，失禁相关性皮炎的发生率达 15.35% 。基于 IAD 给患者所带来的影响和危害，为进一步提高失禁患者护理质量，有必要采取改善措施降低我院住院患者 IAD 的发生率。

（三）原因分析

1. 临床查检

2017 年 6 月 1 日、15 日对住院患者进行失禁情况的横断面调查，共调查住院患者 2929 例，失禁患者 223 例，平均年龄 70.7 岁，发生失禁相关性皮炎 35 例。针对每一例 IAD 患者，三位造口治疗师运用查检表（表 5-6），与主管护士沟通失禁患者发生 IAD 的整个过程共同判断主要原因（表 5-7）。根据发生原因所占比例绘制柏拉图（图 5-5）。按 80/20 原则确定前 3 种原因为本次项目改善重点。

表 5-6　失禁患者 IAD 预防查检表

项目	细项	主要原因判断	
		是	否
护士	评估工具应用		
	IAD 预防措施合理完整		
	失禁患者皮肤观察		
	IAD 危害认知		
	IAD 预防措施认知		
患者	患者因疼痛拒绝皮肤护理		
	不依从护理措施		

表 5-7　IAD 发生主要原因统计

原因	例数	百分比	累计百分比
IAD 预防措施不完整	15	42.86%	42.86%
缺乏失禁患者皮肤评估工具	9	25.71%	68.57%
护士对 IAD 的危害缺乏认知	5	14.29%	82.86%
患者因疼痛拒绝皮肤护理	3	8.56%	91.42%
护士未观察失禁患者皮肤	1	2.86%	94.28%
护士对 IAD 预防措施缺乏认知	1	2.86%	97.14%
患者对护理措施不依从	1	2.86%	100.00%

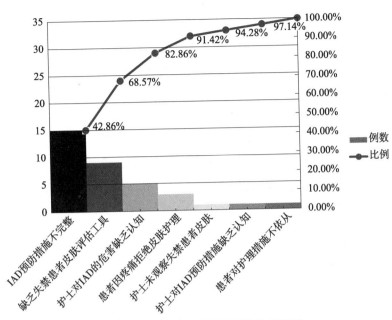

图 5 - 5　IAD 发生主要原因统计柏拉图

2. 根因分析及要因确认

运用鱼骨图进行根因分析, 并对当前可改善能改善的末端因素进行要因确认 (图 5 - 6)。

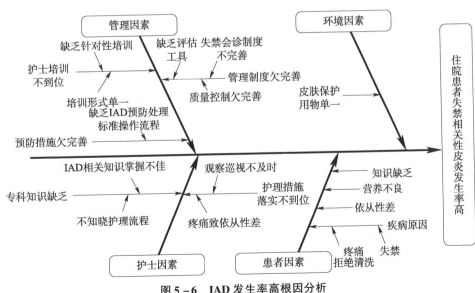

图 5 - 6　IAD 发生率高根因分析

（四）整改方案

1. 引入 IAD 预防和处理的标准化流程

根据 2015 年全球 IAD 专家小组制定的 IAD 最佳实践原则的推荐，引入 IAD 预防和处理的标准化流程，包括 IAD 评估、预防以及处理。该流程按照 IAD 的严重程度进行分类，包括预防和治疗两条主线，层次清晰。流程包含 IAD 的分级以及结构化皮肤护理方案，为临床管理失禁提供了方案，其中结构化皮肤护理方案包括清洗、保护以及适当修复，简单明了，方便临床护士进行失禁皮肤护理（图 5 - 7）。我院将信息化融入 IAD 预防和处理的标准化流程中，将会阴部皮肤评估工具（PAT，附录 10）导入到 PDA 中，每班进行失禁患者皮肤的评估，对评估结果进行班班交接，每班的评估结果都能在 PDA 中显示，方便临床护士查找失禁患者皮肤变化情况。

2. 加强 IAD 预防知识培训

对全体护士进行"IAD 相关知识"理论授课培训，其次对护士长及三级技术护士进行"IAD 预防及处理护理"的专科培训，并且又深入病区进行床旁指导，针对 IAD 高发科室进行科室内培训。制作健康手册、视频为患者及家属进行个体化、专业化的预防 IAD 健康教育。

3. IAD 质量管理纳入三级质量管理系统

将 IAD 质量管理纳入到质量管理委员会—皮肤治疗小组—病区护士长的三级质量控制系统中，设计查检表，每月不固定日期进行全院 IAD 预防和护理措施的质量监控，并对结果进行汇总，同时对于突出问题进行质量持续改进追踪，确保护理措施有效实施，提高 IAD 预防护理措施合格率。

（五）产出和成果

通过改善措施的实施，住院患者 IAD 预防、护理以及管理更加规范化，取得了显著成果。住院患者 IAD 的发生率由 2017 年 2～5 月的 15.35% 降到 2017 年 7～10 月的 5.55%（图 5 - 8）。通过本次质量改善 IAD 的发生率下降了约 10 个百分点，如平均每月失禁患者大约 250 例，每月 IAD 的发生人数可以降低 25 例，平均每年就能够使得约 300 例失禁患者免受 IAD 的困扰，减轻患者痛苦，为患者节省了医疗费用，提升了护理服务质量，取得了良好的社会效益。

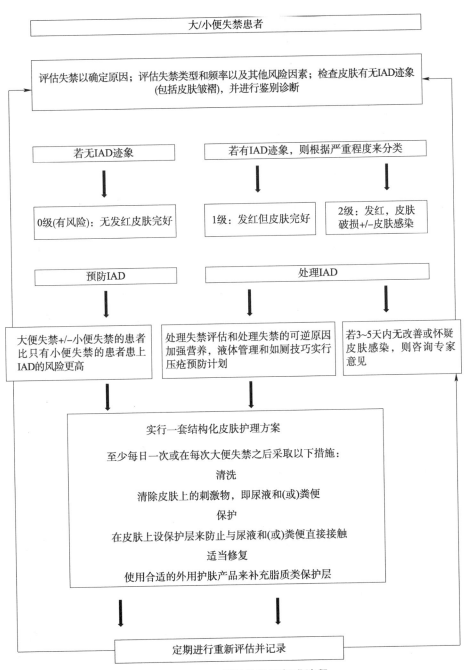

图 5 - 7　IAD 预防和处理标准流程

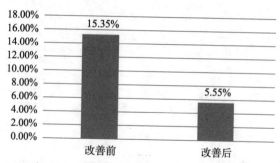

图5-8 改善前后住院患者 IAD 的发生率

第五节 无陪伴病房护理敏感质量指标应用

随着护理事业的不断发展，描述性、经验式的粗放型评价模式已难以适应护理管理的需要，数据化、科学化的精细型评价模式是质量管理领域内正在发生的一场新型变革。护理质量指标（nursing quality indicators）作为护理质量管理的重要抓手，聚焦护理质量管理的核心要素，定量评价与患者结局最为相关的护理实践，有助于护理管理者由点及面地进行重点管理。此外，所有指标的可测量性使得护理管理者在体验这种直观感觉的同时，时刻谨记挖掘指标值背后的深层意义，从而更好提高护理质量，保证患者安全。

国际上，以美国国家护理质量指标数据库为例，是美国唯一一个提供反映护理质量水平的国家数据库，发表护理结构、过程、结果护理质量指标和季度、年度报告，美国已有1100个医疗机构参与到此指标数据库中，反映不同护理团队的护理质量水平，并借此描述如何利用指标驱动质量改善。在国内，随着护理管理水平的不断提高，质量指标监测得到越来越多的应用。2015年底，国家护理质控中心开始建立护理质量指标数据采集的网络上报平台，并于2016年7月正式使用，这些护理敏感质量指标通过平台上报，为分析我国护理质量管理水平、卫生政策制定及相关决策提供数据支持。

一、护理敏感质量指标意义

护理敏感质量指标是用于评估护理服务的过程和结局，定量评价和监测影响患者结局的护理管理、临床实践等各项功能的质量，指导护士照顾患者感知及组织促进的监测评价标准。在质量管理上，国际上常通过对一些护理敏感质量指标的测量，来判断质量问题的方向，并通过深入分析问题而确定影响质量的真正原因，进而撬动系统质量的改善。可以说护理敏感质量指标是以数据为基础，用于测量护理质量水平的量化尺度。

随着"用证据指导改善替代经验管理"的观念逐渐形成共识，护理敏感质量指标在中国护理质量宏观管理和微观管理上将扮演越来越重要的角色。护理管理者可以通过可靠的护理敏感质量指标的测量和计算方法获取准确的护理质量信息，根据指标数据反映的关键问题，可以在繁杂的线索中探寻到护理工作的缺陷和不足的方面，并给出护理质量提高的策略，使护理管理工作更加科学化、规范化。目前，欧洲、北美洲、澳大利亚等地已广泛使用护理敏感质量指标来衡量护理质量。

二、护理敏感质量指标理论基础——Avedis Donabedia 三维质量结构模式

医疗服务是由直接与间接参与患者服务的所有环节完成的，著名美国质量管理专家 Avedis Donabedia 在 1968 年提出质量评价的三个层次理论，也被称为三维质量结构模式，即卫生系统的基本框架是结构、过程和结果的动态构成，是世界各国建立医院质量标准评价的主要理论基础。按照三维质量结构模式，医院护理管理体系中，主要包括护理结构质量、护理过程质量和护理结果质量。结构质量评价是判断护理人员能否在最好的环境条件下工作；过程质量是评价患者护理工作是否以最恰当的方式实施；结果质量是对以上两个维度效果的反馈。三者的关系：着眼于结构质量，以统筹质量管理的全局；具体抓过程质量以落实措施，对质量实施控制；以结果质量进行反馈控制。

（一）结构质量

结构质量又称要素质量，是护理质量的基础保证和基本要素，提供护理质量的基础、规模和潜在能力的可能性。结构质量由三部分组成：①照护环境。②照护者，包括护患比例、照护者的专业水平及其心理学技巧的掌握等。③患者特点，包括人口学资料、疾病基本状况等。内容包括照护活动相关的社会支持人员、护理组织架构完整性、物力和人力资源配备、制度保障程度、护理服务能力及利用率、护士与患者比例、单元直接护理总时数、每人每天直接护理患者时数，护理文件完善程度、护理人员结构、护士教育与培训等。在这个维度中，主要目的是评价该服务项目的适宜性与可行性，护士人力资源是最受关注的项目。

（二）过程质量

过程质量又称环节质量，是将结构维度运用到护理服务中的过程，是护理工作运行的各个环节，是护理服务实施过程的质量。在实际工作中，大多数护理质量问题多是由于环节中存在缺陷引起的。所以整体护理质量的提高离不开对环节质量的控制，护理质量全过程中的各个环节质量的控制是一个积极、主动的、事

前的监督方法，重视环节护理质量，可实现整体护理质量"滚动式"的提高。

（三）结果质量

结果质量又称终末质量，是护理过程带来的结果，判断结构与过程是否成功，是医疗服务效果的质量，是医院医疗服务的最终结果。结果质量主要包括满意度、生活质量、患者相关健康状况等。主观指标：①护患医三方的满意度；②健康相关的生活质量；③患者焦虑或抑郁等不良情绪的改善。客观指标：①患者健康状况的改善，有无并发症的出现；②患者再入院率；③临床终点结局事件，如病死率；④社会效益，如患者自身及健康照护活动所产生的费用。将结果质量评价作为修正结构质量与过程质量的依据，结果质量评价分析要及时，作为改进其他两项质量维度质量指标的依据。护理管理者在评价终末质量时，要将其与环节评价指标相结合，进行综合评价。

三、护理敏感质量指标设立原则

护理敏感质量指标的设立是一项复杂的系统工程，需紧紧围绕进行护理质量目标来设定。指标的设定需遵循以下原则。

1. 科学性原则

主要体现在理论与实际相结合以及所采用的科学方法上。质量指标体系的建立必须符合有关原理，概念确切，含义清楚，计算科学，并在实际应用中得到检验和反馈修正，科学性才更强。

2. 可操作性原则

确立的指标要能反映护理质量的核心，能合理解释护理质量现象。要考虑指标的量化及数据取得的难易程度和可靠性，尽量利用现有的统计资料及有关规范标准，应选择那些能够反映情况的综合指标和主要指标。指标的概念和原理要便于理解，指标的计算公式、运算过程也要简单实用。

3. 代表性原则

建立指标体系时，应该选择有较强代表性的指标，避免数据的重叠或相互包含。如患者满意度较好地反映了服务水平、技术水平和管理水平，具有一定的代表性。

4. 确定性原则

指标必须客观、确定、容易判断，不会受检查人员的主观因素的影响。某些需要现场检查判定结果的指标，由于评价结果容易受检查人员主观因素的影响，确定性差，必须通过合理设计调查和正确的统计学处理以提高其确定性。

5. 动态性原则

考虑到临床科室质量管理是一个长期的过程，因而指标的选择要求充分考虑动态变化的特点。

四、无陪伴病房护理敏感质量指标体系

(一) 构建过程

建立一套符合临床需要、并与时俱进的无陪伴病房患者安全护理管理体系，同时，有机整合国家护理敏感质量指标，形成一套完整的无陪伴病房护理敏感质量指标体系，在保证无陪伴病房患者安全的同时，也为同行开展无陪伴病房提供参考。

1. 构建原则

无陪伴病房护理敏感质量指标的制定遵循以下原则：第一，突出护理工作特点，指标对护理工作特异性高，有指导意义；第二，突出质量管理的要求，能够为管理者所应用；第三，突出少而精的特点，能够充分满足护理质量管理带来的"以点及面"的效果；第四，易于收集，不能因为收集指标而干扰正常护理程序。

2. 构建思路

在构建过程中为了避免出现临床操作困难的现象，根据临床质量选择具备代表性、独立性、有效性的特征建立指标体系框架，体现无陪伴下区域性的管理特点。指标本身并不能对护理质量进行直接测定，它反映了护理质量与期望或正常模式相背离的状态，而这种差距除了实施科学的管理之外，还要靠临床一线护士的质量意识和行为来缩小，因此在指标的制定过程中应对医院质量管理专家、护理管理专家、临床护理专家等人员进行咨询，结合无陪伴病房基础情况和专家的知识经验在指标体系中完善应有的要素，形成无陪伴病房患者护理敏感质量指标体系。

3. 构建方法

(1) 指标的初步拟定：通过查阅国内外护理质量评价指标（护理敏感性指标）的文献资料及《JCI 医院评审标准》《三级综合医院评审标准实施细则(2011 年版)》以及中国医院协会《患者安全目标》等文件，结合无陪伴病房开展经验，并针对无陪伴病房的护理特性，由数名临床经验丰富的专家组成研究小组，识别影响患者安全护理质量的各级因素。以三维质量结构理论为指导，根据指标筛选的原则，对各指标的命名、分类讨论分析，初步拟定出无陪伴病房患者安全护理质量评价指标条目，包括一级指标 11 项、二级指标 49 项。

(2) 指标的进一步筛选：采用德尔斐法函询调查，对初步拟定的指标是否能真正反映无陪伴病房护理安全质量的本质和内涵及其条目设置是否合理、表述是否清楚、各指标的重要性等咨询专家意见，整理与分析函询结果，进一步筛选指标。最终选取来自临床护理、护理管理、医院质量管理 3 个领域的 15 名专家作为函询对象。

（二）体系构成

经过两轮专家函询，最终确定了无陪伴病房患者安全护理质量评价指标体系，包括一级指标16项，二级指标55项。对各维度指标介绍如下。

1. 结构指标

3项一级指标，分别为人员配置、安全管理制度、病房环境；8项二级指标，分别为病房护士与床位比、病房护士与患者比、不同层级护士构成比、护理员与床位比、病房安全管理制度完整率、紧急或意外事件应急预案完整率、病房基本设备完好率、病房安全设施完好率；结构指标由各科室护理质量控制分组每月月初进行自检，并汇报护理质量管理委员会。

2. 过程指标

包括10项一级指标，分别为制度执行、查对制度、用药管理、预防压疮、预防非计划拔管、预防跌倒（坠床）、预防静脉炎、转运交接、手卫生、住院患者身体约束率；31项二级指标即一级指标在护理过程中的重点环节，主要内容为护理各环节查对正确率、高危患者评估准确率、高危标识应用合格率、高危患者预防措施合格率、健康教育合格率和患者依从性合格率、转运前准备合格率、交接内容合格率、转运后患者安置合格率等。以手卫生为例，其检查方法为护理质量管理专项组定期随机选取数个样本护理单元，统计洗手指征掌握正确人次与应洗手人次之比即洗手指征掌握正确率，洗手方法正确人次与总洗手人次之比即洗手方法正确率，实际洗手人次与应洗手人次之比即洗手依从性合格率。其他指标的检查方法均为护理质量管理小组定期对本科室进行自查，并做好记录，每月组织一次会议，汇总质量检查结果，针对临床存在的问题进行讨论，并提出改进意见，进行全院统一培训或科室培训。

3. 结果指标

包括3项一级指标，分别为不良事件、院内感染和满意度，其中不良事件下设的二级指标包括给药差错发生率、药物外渗发生率、住院患者跌倒（坠床）发生率、住院患者压疮发生率、住院患者非计划拔管发生率、输血错误发生率、烫伤（冻伤）发生率、患者走失发生率、患者意外伤害发生率。院内感染下设留置导尿管相关泌尿系感染发生率、中心静脉导管血流相关感染发生率、呼吸机相关性肺炎发生率。满意度包括的二级指标分别为患者满意度、医生满意度、护士满意度。

无陪伴病房护理敏感质量指标体系以结构质量、过程质量、结果质量为框架，通过系统地分析影响无陪伴病房护理质量的相关因素，对病房质量问题进行定性、定量分析和综合评定，以明确护理质量管理方向和内容，找出护理行为中重要关键因素，为无陪伴病房护理管理者提供了质量评价的可操作性工具，可有效地帮助与指导临床护理工作持续质量改进。

五、无陪伴病房护理敏感质量指标的临床应用

随着护理学科的发展，其评价方法及持续改进措施显得尤其重要，以结构指标、过程指标和结果指标 3 个环节为基础的护理敏感质量指标通过评价护理措施、护理人员配置与患者结局之间的关系，在一定程度上反映了优质护理的质量内涵。根据指标数据反映的关键问题，快速、精确地找到护理薄弱环节，采用针对性的改进措施，已成为无陪伴病房护理质量持续改进的常态。以下以无陪伴病房住院患者跌倒为例，对护理敏感质量指标应用进行简单说明。

（一）背景

住院患者跌倒发生率的高低是评价医院患者安全的重要指标之一。作为无陪伴医院，住院患者跌倒更是评价医院护理质量的重要标准。鉴于此，护理部专门设计了 1 项结果指标、5 项过程指标，并设计查检表。结果指标为住院患者跌倒发生率，过程指标分别为高危患者评估准确率、高危标识应用合格率、高危患者预防措施合格率、健康教育合格率和患者依从性合格率。为了更好地收集过程指标数据，经过充分的文献查证和专家函询，护理部确定了每项指标定义、计算单位、收集方式、收集人及频率、分析频率，定期公示分析讨论。对于结果指标，病房护士长通过护理管理信息系统对发生住院患者跌倒情况及时上报，系统每月、每季度、每年对全院及各病房住院患者跌倒发生情况进行汇总和分析。计算公式：住院患者跌倒发生率（‰）＝同期住院患者中发生跌倒例次数/统计周期内住院患者人日数×1000‰。

（二）发现问题

医院护理部启动护理敏感质量指标体系的临床应用，通过结果指标对病房护理质量管理进行监测、分析、改进和反馈达到护理质量持续改进。例如监测发现 2016 年第一季度某病房共发生住院患者跌倒 3 例，发生率为 9.38‰；护理部责成病房进行整改，病房 2016 年第二季度将降低住院患者跌倒发生率作为改善目标进行质量改进。

（三）原因分析

应用过程指标进行质量评价，根据各项指标的收集及评价方法指引，由护士长、组长或专项责任护士利用查检表进行检查、评估、收集各项指标（表 5 - 8），并将数据统计分析（表 5 - 9）。从表中可以发现该病房在高危患者预防措施

有效性、患者依从性两方面存在问题。

表5-8 预防住院患者跌倒查检表

| 病 区： | 检查日期： | 在岗护士人数： | 患者人数： | 高危患者数： |

指　　标	查检项目	查检例数	问题例数	存在问题					
				例次患者	1	2	3	4	……
患者评估准确率	1. 护士掌握评估方法，进行准确评估								
	2. 护士对高危患者病情、特殊用药、生活习惯、跌倒防范意识等掌握良好								
	3. 护士了解意外跌倒患者低条目内容								
	4. 护士对高危患者进行连续评估								
高危标识应用合格率	5. 高危患者有标识								
高危患者预防措施合格率	6. 护士按时巡视病房，满足患者需要								
	7. 护士能为患者提供针对性防范措施								
	8. 为患者提供功能锻炼								
健康教育合格率	9. 患者了解警示标识的意义								
	10. 患者知晓致意外跌倒原因及预防措施								
	11. 患者知道如何寻求护士的帮助								
	12. 知情同意：高危患者签署护患沟通卡								
患者依从性合格率									

表5-9 某病房2016年4月住院患者跌倒过程指标查检结果

过程指标	计算公式	检查例次	存在问题	结果
患者评估准确率	检查跌倒（坠床）评估准确患者例数/检查患者例数	123	3	97.56%
高危标识应用合格率	检查跌倒（坠床）高危标识应用合格患者例数/检查跌倒（坠床）高危患者例数	123	7	94.31%
高危患者预防措施合格率	检查跌倒（坠床）预防措施正确患者例数/检查跌倒（坠床）高危患者例数	123	35	71.54%
健康教育合格率	检查接受跌倒（坠床）健康教育患者例数/检查跌倒（坠床）高危患者例数	123	2	98.37%
患者依从性合格率	检查听从医护人员建议患者例数/检查跌倒（坠床）高危患者例数	123	43	65.04%

（四）整改措施

病房组织召开各层级护士会议，针对过程指标低条目因素，商讨制定改进策略并进行细化，细化为可操作执行的具体方案，同时监督过程中出现的问题，及时反馈，重新调整改善措施、落实直至完善。经临床验证，各项措施均落实有效。

1. 制作易于理解且便于取得健康教育材料

改善前病房预防住院患者意外跌倒的健康教育材料为悬挂于病房楼道预防跌倒宣教展板，健康教育效果欠佳。经过讨论后，病房录制"预防跌倒知多少"的宣教视频，通过病室电视循环播放。同时，制作系列预防住院患者意外跌倒健康教育手册，放置于病房，便于护士利用此手册进行健康教育，也便于患者及家属查看，了解跌倒危害性，加强遵医行为。

2. 制作落实预防跌倒告知书并设置提醒

责任护士对新入院及高危患者进行住院患者意外跌倒危险因素评估及相应健康教育，护士长每日进行反馈调查，了解患者掌握情况并进行针对性健康教育。制作跌倒高危人员告知书，请患者及家属共同签字。告知书一式两份，一份留在护理病历中存档，一份交与患者及家属，建立预防跌倒高危因素提示卡，悬挂于高危患者床头，将低条目及其内容进行标注便于护士以及患者家属查看。通过此种方式保证健康教育实施的效果。

3. 规范住院患者跌倒高危时段的巡视重点

分析发现夜间22：00～23：59和04：00～05：59为跌倒高风险时间段，考虑其原因分别在于患者晨起和入睡前有如厕、洗漱等要求，且为护士治疗护理较为集中的时间段。因此，要求责任护士掌握跌倒高危患者的基本情况及不同时段的需求，严格按照要求巡视，合理安排工作流程。

4. 注重人文关怀制定患者活动计划

由于我院无陪伴特色，注重人文关怀，根据患者病情建立患者规范活动方案。符合下床活动条件的患者在晨晚间护理前后、输液前后定时协助患者下床活动。对于特殊时段不能满足下床需求时，依据患者病情同时结合患者需求制定个性化床上活动计划，录制适合患者床上活动的中医手指操、功能锻炼操等，定时播放，护士督促或协助其活动。

（五）改善效果

经过2个月的整改方案实施，于2016年7月进行效果评价，住院患者跌倒过程指标中低条目项目均有较大改善（图5-9），2016年第二季度该病房无住院患者跌倒发生。通过一系列改善活动，病房针对跌倒问题由最初针对性的预防为主，逐步形成目前多层面预防：通过多种路径的宣教，注重人文关怀，加强患者心理干预，责任护士计划性协助患者下床活动，使患者主动参与到预防跌倒工作中来，从而保证了患者安全、提高了生活质量、深化了护理服务内涵。

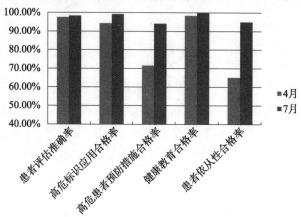

图 5-9　改善前后某病房住院患者跌倒过程指标查检结果

第六章　患者安全

安全是护理服务的底线，我们提供的任何医疗护理服务都应该是没有危险、不出事故的，就像西方医学奠基人希波克拉底所说的那样："首先，请不要带来伤害（first, do no harm）。"

患者安全是指患者在接受医疗护理服务的过程中，不发生法律法规和规章制度允许范围之外的对患者身心造成的损伤、缺陷甚至死亡。住院患者无陪伴的实施使得护理风险越来越大，如何加强住院患者护理安全管理，保证患者住院期间得到全程、优质、安全的护理，是无陪伴病房管理模式下的重要议题。

第一节　构建患者安全文化

医院只有形成患者安全文化，所有职工将其内化于心，患者安全才能得到有效保障。那么究竟什么是患者安全文化呢？它是从哪些方面来保障患者安全的？无陪伴病房的患者安全文化又应该如何建立呢？本节将详细阐述这一话题。

一、何为患者安全文化

安全文化伴随人类的产生而产生，伴随人类社会的进步而发展。安全文化的概念最早起源于 20 世纪 80 年代的国际核工业领域。1986 年，国际原子能机构召开的"切尔诺贝利核电站事故后评审会"认识到"核安全文化"对核工业事故具有重大影响，从而首次提出核电站"安全文化"概念。同年，美国国家航空航天局（NASA）开始将"安全文化"应用到航空航天安全管理中。此后"安全文化"在自然科技界和人文社会科学界都得到了大力发展，安全文化建设也在各个领域得到了重要体现。

患者安全文化最早由 Singer 等于 2003 年提出，是指将医院文化的所有内涵向以患者安全为目的推进的一种组织行为，通常它被认为是医院安全文化的一部分，员工通过共享的信念、态度、价值观及行为方式等影响他们对患者安全的态度和行为，从而确保患者安全。美国医学研究所（Institute of Medicine, IOM）出版的《To

Err is Human》和英国国民医疗保健系统（National Health Service）的报告《Organization with a Memory》都强调避免医疗事故的发生要从构建患者安全文化做起。

患者安全文化的构成要素主要包括以下几个方面：对患者安全重要性的共同认识；对患者安全预防措施的信心；坦诚互信的广泛沟通；团队合作；信息畅通；学习型组织及机构；医院领导者的参与；对差错不可避免性的认识；主动查找医疗安全隐患，非惩罚性的不良事件报告分析制度等。近年来，国内越来越多的护理管理者开始关注患者安全文化的重要性，并开展了一系列研究和探索，为构建医疗机构患者安全文化打下了坚实的基础。

二、构建患者安全文化的意义

（一）规范护理人员的安全行为

一个组织要想保证其安全性，仅仅有完整的规章制度和标准工作流程是远远不够的，还需要管理者和员工对安全问题有正确的态度，并在此态度下产生正确行为。安全文化是机构行为的一种整体模式，以共同的信仰和价值观为基础，不断努力，将服务过程中可能引起的患者伤害降至最低。安全行为受一个机构的安全文化所影响，即受这个机构社会信仰及对安全的态度所影响，而这些信仰和态度可约束和规范从业者的思想和行为，从而减少患者安全事件的发生。

（二）提高护理质量和患者安全

随着医院改革的不断深化，护理管理亦面临诸多机遇和挑战，如何加强护理安全管理已成为医院护理管理者面临的首要问题。管理者通过完善患者安全文化体系，在医疗机构中形成以促进患者安全为中心的文化建设思维，将患者安全文化理念运用到安全管理之中，以安全文化推进组织和个人行为，落实患者安全行动，以此不断规范护理人员的护理行为，从而确保护理质量，保障患者安全。

（三）维护患者利益，改善护患关系

构建患者安全文化，医务人员鼓励患者对医疗缺陷进行监督，参与辨识和核查程序，通过护患合作，增强护患互信意识，调动患者积极性，促进护患之间的有效沟通，重视患者主体地位，实现以患者为中心的医疗服务理念，有利于维护患者利益，促进护患关系良性发展。

（四）促进医院护理事业的发展

安全是质量的底线，是护理工作的基础。护理工作的繁琐性、重复性、连续性、多环节、多内容等特点使护理工作的方方面面都渗透着安全问题。构建患者安全文化，形成安全文化氛围，树立安全文化信念，预防医疗护理差错，规范对

护理人员的管理，可以有效地保证护理安全，提高护理质量，从而促进医院护理事业的良性发展。

三、构建无陪伴病房患者安全文化的举措

（一）领导的重视是构建患者安全文化的前提

高层领导力在安全文化的设计、促进和培育上都发挥着极为重要的作用，能在很大程度上决定组织目标能否实现以及实现的程度，所以建立无陪伴病房患者安全文化的首要步骤是确保领导和整个组织认识到患者安全的重要性。医院领导应通过实际行动致力于培养和支持患者安全文化，这些行动包括将安全目标列入医院的总体目标、将安全列入讨论的常规议题并加以落实、促进对安全隐患的公开交流、对员工进行安全科学的教育、提倡把安全作为每个员工的责任、加强患者安全走访等。各级管理者也都应将安全视为第一优先，并在医疗护理服务过程的每一环节都优先考虑患者安全问题，把安全理念运用到实际工作中去，彰显整个医院构建患者安全文化的决心。

（二）建立健全相关制度与流程是患者安全文化构建的基础

有效的制度可以保障不安全因素在系统的运行机制中能够被控制、防范和有效监督，从而提高整个系统运行的安全性和应对的有效性。同时，制度在实施过程中依据医院发展实际不断做出适应性调整，及时修订、补充和完善，从而促进患者安全工作的持续改进。

有研究表明，影响因素越多，越容易导致不安全事件的发生，复杂过程本身就是医疗缺陷的主要危险因素，因此在流程优化方面采取简化关键程序，可以将所需解决的问题减少到最低程度，从而大大降低出现差错的可能性。优化和规范医院的工作流程和规章制度，使每一项工作都具备简单且规范的操作流程和制度约束，可减少因繁琐的流程而导致不安全事件发生的情况。

在无陪伴病房患者安全文化的建立过程中，制度和流程的重要性尤其凸显，护理部制定了病房安全管理制度、操作安全制度等22项患者安全护理管理制度。以预防住院患者跌倒为例，结合无陪伴特点，护理部制定了跌倒（坠床）风险评估与防范制度、跌倒（坠床）报告制度、跌倒（坠床）风险管理流程等，并要求所有护理人员掌握制度的要点，在制度引导下开展工作，进而保证患者安全。

（三）构建高危因素风险预测模型是培育患者安全文化的重要举措

在无陪伴病房护理模式下，各种高危因素持续存在，既往研究和实践表明，

建立健全高危因素风险预测、评估和预防对保证患者安全至关重要。为此，护理部经过多年探索，建立了包括预防意外跌倒、非计划拔管、深静脉血栓形成等在内的13项高危因素风险评估系统，依托医院护理信息化建设，将风险评估系统整合到护理信息系统之中，护理人员对患者从入院到出院进行全面评估，每日科学筛选高危因素，识别高危人群，采取针对性护理措施保证患者安全。

（四）全员安全文化培训是患者安全文化构建的关键

构建患者安全文化的一个不可缺少的要素，是向管理者、医生、护士以及其他的员工提供患者安全的教育和培训。针对不同人群，开展针对性患者安全教育，可在一定程度上改善医护人员自我管理行为，是提高医疗服务质量和患者安全最常见的干预方法之一。护士作为患者照护的主要实施者，牢固树立安全文化意识、在护理实践中主动约束和规范自身的护理行为是保证患者安全的重要内容。护理部应加强对护士队伍的患者安全文化培训，不同人群培训内容不同，如新入职护士的安全文化培训重在培养安全文化意识、低年资护士的安全文化培训重在养成其慎独精神，高年资护理骨干的安全文化培训重在不断强化其安全文化意识等，通过情境模拟、经验分享等多种形式的培训方法，内容涉及风险评估系统、护理与法律、典型案例分享、护理不良事件分析等。只有全员知晓患者安全的重要性，人们才会行动起来，共同构建良好、和谐的患者安全文化。

（五）建立非惩罚性不良事件上报系统是患者安全文化构建的标志

美国医学研究所指出，构建安全卫生保健体系最大的挑战就在于改变惩罚性文化，把错误作为改进系统，从而减少不良事件发生的机会。护理部一直致力于建立非惩罚性文化环境，鼓励护理人员主动上报不良事件，并建立《护理不良事件免责制度》，鼓励护士主动上报护理不良事件，对于依据标准操作规范执行，出现不良反应或并发症时本人主动上报或由他人上报，但未造成患者伤害及医院名誉受损的情况予以免责。此举措提高了护理不良事件上报率，真正做到对不良事件的全面分析及改进，阻止相似事件的再次发生，形成良好的患者安全文化氛围。

（六）患者参与患者安全

以上措施是医院和医护人员为构建患者安全文化做出的努力。近年来，随着人们对患者安全认识的逐步深入，"患者参与患者安全"（Patients for Patient Safety，PFPS）越来越被医院管理者和医护人员所重视。2004年，WHO正式启动了"患者参与患者安全"项目；"伦敦宣言（2006）"也强调了患者与医务工作者一起结为伙伴，共同努力，防止本可避免的伤害；中国台湾地区将"提升民众参与患者安全"新列为年度患者安全工作目标;自 2008 年以来,中国医院协会将"鼓励患者参与患者安全"纳入患者安全目标,并连续多年入选,足见其重要性。医院鼓励患者与医护人员一起,共同参与医疗护理质量管理,共同讨论护患双方关注的热点议题,真正体现医疗卫生保健机构"以患者为中心,安全第一"的服务理念,真正构建医院患者安全文化。

总之,患者安全是医疗和护理品质的基石,只有通过各项安全活动的规划及推动,逐步形成患者安全文化,才能确保安全的人员在安全的环境中执行安全的治疗,真正让人民群众感受到安全与安心,从而创造出高品质的医疗安全环境。

第二节 风 险 管 理

风险是指可能发生的不幸或损失,它包括两层含义:发生的可能性及发生后产生不良后果的严重程度。护理风险是指在护理过程中不安全因素直接或间接导致患者死亡或伤残后果的可能性,它始终贯穿在护理操作、处置、配合抢救等各环节和过程中,护理人员自身的岗位胜任力、患者疾病状况、医院潜在危险因素等都是护理工作中的重要风险因素,这些不仅可能对患者的健康权益和经济利益构成危害,也给医院、医护人员的正常工作和医学发展带来不利影响。随着护理学科的飞速发展和新技术、新方法的不断应用,临床护理工作的内涵和外延都在不断拓展更新,护理风险亦随之增加。

风险管理(risk management,RM)是指经济单位对组织运营中要面临的内部的、外部的可能危害组织利益的不确定性,采用各种方法进行预测、分析与衡量,制定并执行相应的控制措施,以获得组织利润最大化的过程。护理风险管理则是指对现有和潜在的护理风险的识别、评估、评价和处理,可有组织地、系统地消除或减少护理风险事件的发生及风险对患者和医院的危害及经济损失,以最低成本实现最大安全保障的科学管理方法。做好无陪伴病房的护理风险管理,识别并采取积极措施有效规避护理风险,减少由护理风险导致的不安全事件的发生,是保障无陪伴病房患者安全的重要内容。

一、常用护理风险管理工具——失效模式与效应分析

失效模式与效应分析(failure mode and effect analysis,FMEA)起源于 20 世纪 60 年代中期美国的航天工业公司,是一种前瞻性评估系统流程的方法。作为一种质量管理模式,FMEA 强调"一次就将事情完全做好"的管理理念,是防范错误于未然的风险管理方法。近年来,FMEA 在护理风险管理中得到广泛应用,

其具体步骤如下：①确定主题，选择高风险流程来进行风险评估，并清楚确定流程的范围。可以由异常事件报告、患者反映、工作经验失误来确定主流程与子流程。②组成团队。由探讨议题有关的 5~8 人组成，要求议题相关的各部门、各层级都有人员参与。③画出流程。使用流程图或其他图表来了解要进行讨论议题的流程，在主流程、子流程上编码，以建立追踪监测对应之索引应用。④分析危害。分析实施严重度、失效可能性与危机值评量，之后由决策树分析来判断，了解是否为流程中单个弱点，目前是否被控制、能否侦测到，并以此进行改善行动。对每个失效模式的严重性、发生率和侦测性赋值，1 分为最不严重、极少发生以及最易被侦测到，并计算风险顺序数。⑤拟定行动计划。对于决策树分析呈现出的结果，决定失效模式是否需要改善措施，针对检测出未能被控制的潜在失效原因提出改善的行动方案，以减轻流程中存在的危险性。⑥结果评价。制定结果评价方法并且定期进行流程检查。

目前，FMEA 在护理风险管理中的应用众多，从现有报道来看，众多医院已将其应用于跌倒预防、减少静脉输液风险事件发生、口服给药、感染防控、化疗药物外渗预防等方面，均取得较好效果。以感染防控为例，中心静脉导管感染的 5 个最常见的失效模式为导管固定操作方法、接口消毒、导管固定材料、消毒范围以及手消毒。有研究者通过置管后护理方法进行改进，如选择透气性好、黏性强的贴膜；穿刺置管及置管后护理时操作者注意手卫生；更换贴膜时皮肤消毒范围大于贴膜范围；去除贴膜时操作者按压固定导管，防止导管移位；另外特别设计静脉置管包及静脉置管护理包，将整个操作过程所用物品均置于包内，减少操作环节，缩短取物路径，降低污染机会等措施，静脉置管感染率由 8.4% 降至2.9%。由此可见，应用 FMEA 分析改进护理流程，不但贴合实际、可操作性强，而且可保证患者安全，提升护理质量。

二、无陪伴病房护理风险管理实践

护理风险管理涉及以下四个方面的工作：确定目标、风险识别和评价、风险管理决策和实施、风险管理效果评价。以下对这四个方面进行详细阐述。

（一）确定目标

目标是行动的纲领。风险管理的第一步是目标要明确，我们希望风险管理的最终结局是什么。风险管理的目标设定是风险事件识别、风险评估和制定风险对策的基础。管理层必须首先设定目标，之后才能识别风险和采取措施进行风险规避。

风险管理目标的确定需遵循一定的原则，这些原则是确定风险管理目标的指导思想。主要包括以下四个方面。

1. 现实性

护理管理者在确定风险管理目标时，应结合医院护理工作的实际，能够解决临床护理实践中切实存在、威胁患者安全的问题。住院患者无陪伴实施后，患者所有照护均由护士承担，在最大限度地满足患者生理、心理及社会需求的基础上，为患者提供人性化、优质、安全的护理服务是医院护理工作的根本目的，降低住院患者跌倒（坠床）发生率，减少住院患者压疮和非计划拔管等意外事件的发生，是护理风险管理的主要目标。

2. 明确性

护理风险管理的目标必须明确、具体，不能模糊不清。例如，医院为了更好降低患者院内感染的发生率，需要对留置导尿管相关泌尿系感染发生率、呼吸机相关性肺炎发生率和中心动静脉导管相关血流感染发生率分别制定明确的风险管理目标。自 2014 年以来，医院管理研究所建成了"国家护理质量数据平台"，各医院要分别上报自身护理质量指标数据，平台自动汇总分析全国和各地区平均水平。据此，医院护理部结合自身和国内其他医院的实际情况，制定了明确、可达到的风险管理目标，如三管感染的发生率均需低于上一年度同期全国平均水平和本市平均水平。

3. 层次性

依据护理工作的流程和风险管理目标的重要程度，将护理风险管理目标进行不同层次的划分，这不仅有利于目标的顺利实现，而且可以根据不同工作环节的风险，实施有针对性的管理。例如护理部分析数据发现某病区住院患者意外跌倒发生率明显高于其他病区，进一步探究发现，该病区在结构和过程层面都存在漏洞：结构层面主要表现为该病区育龄期护士占主体，且目前有 20% 的护士处于休产假或哺乳假状态，护士人力配置相对不足；过程层面主要表现为护士对跌倒预防措施落实不到位，如未对患者进行跌倒预防的健康教育，高危患者床头未悬挂警示标志等。根据这些问题，护理部从结构和过程两方面针对性设计该病区风险管理目标，最终降低了该病区住院患者意外跌倒的发生率。

4. 定量性

近年来，越来越多的护理管理者提出护理风险管理目标可以是具体的数量指标，这样可以使风险管理目标更加明确。这其中最具代表性的就是医院管理研究所建立的"国家护理质量数据平台"以及相对应的 13 项护理敏感质量指标，在此不再赘述。

（二）风险识别和评价

风险识别和评价是风险管理中非常重要的一项工作。可以说，风险管理工作的成效主要取决于准确的风险识别和评价工作。医院一些不安全事件的发生，其根本原因在于管理者和医护人员没有识别出医院所面临的风险或未能准确衡量风险对患者安全的影响。

护理风险识别就是对潜在的和客观存在的各种护理风险进行系统地连续识别和归类，并分析产生护理风险事故原因的过程，是护理风险管理基本程序的第一步。护理风险评价是在明确可能出现的风险后对风险发生的可能性及可能造成损失的严重性进行的定量分析和估计，包括护理风险发生的概率、损失程度、风险事件发生的可能性及危害程度，进而确定危险等级，为采取相应的护理风险管理措施提供决策依据。通过护理风险管理识别和评价，可以防患于未然，使护理管理者关注并预见可能出现的各种护理风险，同时也便于制定详细、周密的风险管理制度和措施，最终减少不安全事件的发生。

为了更好地识别和评价护理工作中的风险因素，保障患者安全，护理部以临床需求和问题为导向，在临床上开发应用十余种风险评估系统（见附录），包括住院患者意外跌倒风险评估系统、住院患者压力性损伤风险评估系统、住院患者疼痛风险评估系统、住院患者生活自理能力风险评估系统、早期预警评分系统（modified early warning score，MEWS）、深静脉血栓（DVT）形成风险评估系统、静脉炎评估、糖尿病足评估、意识障碍评估、失禁相关性皮炎评估等。利用这些评估系统，护士不但可以对患者进行全面评估，识别出跌倒、非计划拔管、压疮等高危患者，还能够及时发现患者病情变化，给予相应护理，避免患者在住院期间发生各类不安全事件。

案例：筛选住院患者意外跌倒高危人群

由于无陪伴病房的特殊性，住院患者意外跌倒是最常见的不安全事件之一，一直受到医院护理部的高度重视。为了更好识别跌倒风险因素，筛选跌倒高危人群，天津市第三中心医院护理部于2003年创建住院患者意外跌倒风险评估系统，建立《住院患者意外跌倒风险因素评估表》（附录1），从年龄、跌倒史、意识状态、活动状态、身体平衡、步态、合作程度、疾病、症状、复方用药等10个方面对患者进行全面评估，评估表满分40分，<25分或2个单因素得1分者为高危人群，有发生跌倒的危险。

举例，患者张某，男性、78岁、诊断：糖尿病、冠心病、高血压、脑梗死。患者入院时意识清楚，遗留左侧肢体活动障碍，目前应用利尿药、降压药、扩血管药、抗糖尿病药，存在眩晕、高血压症状。进行跌倒评估如下：患者年龄2分；无跌倒史4分；意识清楚4分；活动状态：>1人辅助1分；身体平衡需要助步器1分；步态异常步态1分；患者不合作家属合作2分；疾病3分；症状2

分；用药 2 分，最终得分：22 分，属于跌倒高危人群，因此需要对该患者重点关注，采取针对性的预防和护理措施，以防止跌倒的发生。

（三）风险管理决策和实施

风险管理决策是根据风险管理目标，在风险识别和衡量的基础上，合理选择风险处理技术和手段，进而制定风险管理整体方案和行动措施。风险管理决策方案的实施是风险管理理论付诸实践的重要步骤，它不但需要完善的管理制度和工作程序，更需要在实施过程中进行检查和监控，以便发现问题，及时解决。在识别出各类风险因素并筛选高危人群之后，风险管理者必须选择恰当的应对风险的方法。在上面的案例中，患者张某被筛选为容易发生意外跌倒的高危人群，针对此类人群，护理部专门制定了相应的护理措施，具体如下。

（1）了解患者的一般情况，包括姓名、性别、年龄、诊断、发病经过、治疗用药等情况。

（2）醒目位置张贴预防跌倒和跌倒宣传海报。

（3）高危患者尽量安排在靠近护士站的床位。

（4）高危患者在床头挂跌倒警示牌。

（5）加强巡视，每 0.5～1 小时巡视一次，注意与患者沟通，询问有无需要。

（6）做好患者生活照顾，包括排泄、饮水、进餐等。

（7）指导患者使用呼叫器，并确保可以随手触到呼叫器。

（8）固定好病床并加放床栏，告知患者尽量不要自行下床。

（9）病房及公共区域光照要充足。

（10）地面保持干燥、清洁、无障碍物。

（11）带轮子的床、桌、椅、车等要锁定，使用前检查锁定装置功能是否正常。

（12）病床高度调整适宜。

（13）与家属建立护患交流卡。

（14）认真做好交接班。

风险预防是风险实施的重要内容，即采取积极措施预防风险事件的发生，如通过护理风险教育、风险监控和管理，增强护理人员的风险意识和责任意识达到风险预防的目的。在注重提高护理人员风险防范能力和意识的同时，护理部更加重视患者自身防范能力的提高。为此，护理部将高危人群的健康教育作为风险管理实施中的重要内容。以跌倒为例，护理部专门制定了跌倒高危人群的健康教育内容。

（1）指导患者熟悉住院环境，讲解病区内预防跌倒及跌倒危害宣传海报。

（2）对高危患者及家属进行跌倒危害及预防专题讲座，并发放相关材料。

（3）病房循环播放院内跌倒预防视频。

（4）指导患者床头呼叫器的使用方法，必要时使用洗手间扶手。

（5）指导患者正确使用助步器，穿着合适的鞋子。

（6）指导患者有需要时，如步行、如厕、洗漱、取放物品等情况呼叫护士寻求帮助。

（7）指导患者需要改变体位时，如起床、站立或坐起时应缓慢，防止头晕。

（8）告知患者床栏的使用意义，不要跨越床栏独自下床。

风险管理的核心在于提升护士素质，保证患者安全，进而提高患者满意度。为了做好高危患者的风险管理，护理部要求每一名护士准确、全面地掌握各项护理措施和健康教育内容，并在临床护理实践过程中针对不同类型患者，采取个性化护理措施，从而预防各类风险事件的发生，保证患者安全。

（四）风险管理效果评价

在风险管理决策贯彻和执行之后，下一步要做的就是对风险管理效果进行评价。风险管理效果评价是对风险管理手段的效益性和适用性进行分析、检查、评估和修正，从而为下一个风险管理周期提供更好决策的过程。其目的包括以下两点：一方面，是否达到了预期的风险管理效果，如对跌倒高危患者采取各项护理措施后能够有效避免其跌倒的发生；另一方面，有时做出的风险决策可能是错误的或有漏洞的，在效果评价环节可以发现这些漏洞，进行及时的修订和更改，从而不断完善整个风险管理过程。

仍以住院患者意外跌倒的预防为例，通过对患者的评估、预防措施的落实，住院患者跌倒发生率逐步下降。但随着时间的推移，住院患者跌倒发生率有回升趋势，于是，护理部修订了评估表，增加了单因素低条目，即 2 个单因素得 1 分时直接列为高危人群，同时更新警示标志上直接标注患者的低条目，如年龄 > 80岁，脑梗死后遗症等，这就使得所有护士对患者的特异性风险能够一目了然，进而采取个体化、针对性的护理措施，更好预防患者意外跌倒的发生。

三、小结

无陪伴病房的风险管理是保障患者安全一项至关重要的内容。通过设立目标、识别和评价风险、风险管理决策和实施、风险效果评价四个方面实现风险管理的闭环式改进过程。

有效的风险管理不但可以使护理人员充分了解自己所面临的风险及其性质和严重程度，及时采取措施减少风险损失，从而避免各种不安全事件的发生；还会使护理人员和患者获得安全感，增强护理人员的工作信心，提高护理管理者决策的正确性，最终保证无陪伴病房的患者安全，实现优质、安全的临床护理服务。

第三节　团队沟通与交接班——SBAR 沟通模式

沟通是实现组织目标中不可或缺的环节。在医疗护理活动中，沟通的主要目的是患者信息的传递。有效的沟通和良好的团队合作不仅可以培养积极友好的团队成员关系，创建健康的医院人文环境，还能减少不良事件的发生，更是患者安全的重要保证。中国医院协会（Chinese Hospital Association，CHA）在其 2017 版的患者安全十大目标中将"加强医务人员有效沟通"作为目标之一，指出要建立规范化的信息沟通交接程序，确保沟通过程中信息的正确、完整与及时性，强调了规范化信息沟通与交接的重要性。国际医疗卫生机构认证联合委员会（The Joint Commission on Accreditation of Health care Organization，JCAHO）亦明确提出要执行标准化的"交接沟通"事项以提高沟通的有效性。由此可见，在临床护理护理工作中建立一种规范化、标准化的沟通模式至关重要。

SBAR 沟通模式是目前最常用的规范化沟通模式，该模式被普遍认为是一种能够增强医疗团队沟通和有效交接班的工具，在医护人员交接班和患者转运等工作中，在保障患者安全及治疗护理的连续性上发挥着积极作用。本节主要介绍 SBAR 沟通模式在无陪伴病房团队沟通中的应用，阐释规范化团队沟通与交接对保障患者安全的重要性。

一、SBAR 沟通模式的来源和内涵

SBAR（situation – background – assessment – recommendation）沟通模式是由美国海军核潜艇和航空业首次提出并应用，用于紧急情况下保证信息的准确传递，减少灾难性事件的发生概率。20 世纪 90 年代，Kaiser Permanente 首次将 SBAR 沟通模式引入医疗领域，用于紧急情况下医护间使用的标准化沟通模式，保障沟通效果。

SBAR 沟通模式主要包括四个部分。S（situation）：现状，包括患者一般情况、当前存在的问题；B（background）：背景，包括患者主诉、入院诊断、病史、已接受的治疗、入院后的病情变化等；A（assessment）：评估，包括患者的生命体征、是否给氧、疼痛程度、病情变化等；R（recommendation）：建议，对问题处理的建议。SBAR 沟通模式在急诊等科室还被演变为"ISBAR"，"I"代表"introduction（介绍）"，指对患者和报告人员自身身份的介绍，通常用于交接双

方互不熟悉的情况。SBAR 沟通模式引入之后，深受医疗机构管理者的喜爱，他们认为使用这种模式，信息接收者能够预先知道信息发出者想要传达的内容，信息发出者也知道信息接收者期望了解的内容，即使双方不熟悉，也可保证信息传递的准确性和有效性。

二、SBAR 沟通模式在无陪伴病房中的应用

目前，SBAR 沟通模式主要运用于护理人员的病情汇报及患者发生病情变化时与医生之间的沟通，医务人员的各种交接包括转运交接、床旁交接班及危重患者的交接等（表 6 – 1），训练年轻护士病情观察能力和护患沟通能力等各个方面。运用 SBAR 的沟通方式，能提高护理人员的沟通及批判性思维的能力，有助于医疗护理和谐团队的建立，促进护理人员临床思维能力的提升，有助于推动患者安全文化的发展，更好保证患者安全。

表 6 – 1　ISBAR 患者院内转运交接单

I identity（确认）	转运日期		转运护士			转运病区	
			转接护士			转接病区	
S situation（现况）	姓名			性别 □男 □女		年龄	
	病历号			初步诊断			
B background（背景）	过敏史		□无 □有_____				
	既往史						
A assessment（评估）	转运前						
	T_____℃　R_____次/分　P_____次/分　BP_____mmHg SpO$_2$_____%						
	MEWS_____分		护理级别	□病危 □特级护理 □一级护理 □二级护理			
	转运人员		□三级技术护士 □二级技术护士 □一级技术护士 □助理护士 □医生　□其他_____				
	转运物品		□病历 □药品 □氧气袋 □约束带 □除颤器 □抢救盒 □简易呼吸器 □呼吸机 □其他_____				
	交接时						
	普通病房监护室		□患者状态平稳，与转运前一致				
			T_____℃　R_____次/分　P_____次/分　BP_____mmHg　SpO$_2$_____%				

续表

A assessment （评估）	意识	□清楚　　□判断力下降　　□间歇混乱　　□判断力错误　　□其他_____			
	氧疗	□鼻塞　□面罩　□自主呼吸　□气管插管　□气管切开　　吸氧流量_____L/min			
	气管插管/ 气管切开	□有　　□无	插管深度_____cm		型号
	静脉通路	□有　　□无			
		□外周静脉　□颈内静脉　　□锁骨下静脉　　□股静脉　□PICC　　□其他_____			
		□通畅　□不畅	穿刺点	□完好　□红肿　　□渗血 □其他_____	
	治疗情况	□静脉药物			
		□泵入药物			
		□口服药			
	管路情况	□无　　□引流管　□尿管　□胃肠减压　□其他_____			
		固定情况	□牢固　□脱出　□扭曲　□受压	通畅情况	□通畅 □不畅
	皮肤情况	□完整　□皮肤病　□压疮	□深部组织损伤　□1　　□2　　□3 □4 □不可分期 部位：_____　面积：_____×_____cm²		
		压疮来源	□院内　□带入		
	备注				
R recommendation （建议）	□密切观察生命体征变化（□T　□R　□P　□BP　□SpO₂）□疼痛评估 □心理评估 □密切观察意识变化　□保持呼吸道通畅　□伤口护理/患肢固定				

（一）医护沟通

病情汇报是医护沟通中的重要内容，护士能否有效、准确、完整地向医生汇报患者的病情，对患者安全具有至关重要的意义。以往情况下，护士向医生汇报病情时，大多只是陈述表面问题，比如："×医生，5 床血氧低，请你过去看一下"，这种过于表浅的叙述缺乏评判性思维，向医生提供的信息不够全面客观，不利于医生判断病情的轻重缓急，导致医生对护士的专业认可度不高，医护工作氛围不和谐，护士工作压力及挫败感增强。

为了促进医护间的沟通效果，医院于 2009 年引入 SBAR 沟通模式，目前已广泛应用于各科室之中，医护沟通效果、护士自信心和护理质量均得到了显著提高。以呼吸内科为例，根据 SBAR 的标准沟通方式并借鉴国内外先进医院的学习经验，结合呼吸内科的疾病特点和医护行为标准，经过护士、医生共同讨论，建立了护士与医生之间患者状况的报告模型，即 S：包括报告者的姓名和科室、患者的床号和姓名、患者的问题；B：包括患者的主诉、问题的依据及分析；A：包括患者的异常反应、异常报告值、给氧情况、患者的心理状态、对问题的评估以及观察要点；R：包括已采取的护理措施、对问题处理的建议。护士每次遵循此模型向医生汇报病情，经过半年的实践，应用 SBAR 沟通模式汇报病情已在呼吸内科普遍实施，不但提高了护士的专科水平和临床评判性思维能力，还大大提高了医护沟通的有效性，使医生对护士的专业认可度增加，对增进医护团队和谐建设、促进患者安全等都起到了积极作用。

（二）患者转运交接

在医院经常会出现患者转运的过程，常见的有从手术室转到病房，从重症监护室转到普通病房，从急诊转到专科病房等，患者转运交接工作一般由临床护士来完成，转运时需要将患者的信息资料一并转交过去，在这个过程中容易出现信息错误、遗漏、交代不清等问题。SBAR 沟通模式可有效改善医护人员间的沟通，在转运交接中提供及时、简要、准确的信息，可最大限度地减少因交接不清造成的责任推诿。已有研究显示在急诊、ICU、CCU、PICU 患者转出交接中应用 SBAR 沟通模式实现了科室间、护患及医护之间的有效沟通，不仅可减少患者转出交接耗时，提高医护人员的工作效率，还有助于降低患者转出交接问题的发生率及因交接不良而导致护理不良事件的发生率，进而提高患者与医护人员的满意度，最终有效推动医护患和谐关系与安全文化的发展。

以急诊科为例，使用 ISBAR 模式进行急诊—病房转运交接的具体步骤如下。首先，在急诊科进行转运前全面评估，内容包括知情同意；结合患者病情严重程度，确定转运等级；根据转运等级确认转送人员、准备转运仪器设备和药品；再次评估，检查核实，保证准备充分。其次，因患者病情复杂多变，转运和移动可能会导致患者出现呼吸、循环等生理功能的改变，严重者甚至出现心脏停搏。因此，在转运过程中，护士应严密监测患者生命体征和病情变化，必要时做好转运中的应急处理。最后，到达病房后，急诊科护士与病房护士采用 ISBAR 急诊患者转运交接单，详细交接患者病情。这一流程不但使得护士的团队协作能力和护理工作效率得到了明显提升，也使得转运交接时信息传递的准确性、有效性和及时性得到了有效保证。近三年急诊－病房交接耗时由 10 分钟降至 7 分钟，转运意外事件发生率由 0.95% 降至 0.45%，对保障患者安全起到了积极作用。随着护理信息化的大力发展，根据 ISBAR 标准沟通模式制作的院内患者转运交接单已被置入护理信息系统，省去了以往护士需要手工填写的麻烦，进一步节约了转运时间，提高了危重患者的转运效率和转运安全。

（三）护理交接班

医护人员对患者信息的顺利交接是患者安全过渡并接受良好后续治疗和连续性护理的首要因素。JCI 医院评审标准中明确提出：医院应设计及实施各种流程，为患者提供连贯的服务并协调医务人员间的工作，由此保障患者信息、治疗与照护在转诊、转运过程中不被中断，从而保障患者安全。

护理交接班是护理工作中至关重要的环节，是确保护理工作整体性、动态性和连续性的关键环节，起着承上启下传递护理信息的重要作用。准确的护理交接班不仅使患者得到连续有效的护理，更是护理质量与患者安全的有力保证。在一些风险高、突发情况多，患者病情危重复杂、交接内容多的科室，如急诊、手术室、重症监护室（ICU）等部门，传统的交接模式经常出现条理不清、信息不一致、信息错误、信息经常被打断、遗漏重要信息、花费时间过长、传递过期或者不必要的信息等情况，此时建立一种标准化的护理交接模式就显得至关重要，可促进护理工作安全、高效地进行。

在床旁交班中应用 SBAR 沟通模式的主要内容为：S 指发生了什么，沟通重点为患者姓名、年龄、床号，主要想沟通的问题及传达的情况（本班的主要病情变化）。B 指患者基本资料，沟通重点为住院日期、主诉、诊断、主要病史（现病史与重要过去史）、重要阳性检查、主要治疗与特殊护理。A 指根据目前的资料所做的专业评估，沟通重点是最近生命体征数据及所观察到的变化或检查数据、患者意识、瞳孔、管道、皮肤、饮食、用药执行、患者心理状况，指出潜在的护理问题或风险。R 指需要什么，沟通内容包括已采取的措施的有效性，建议下班关注的护理重点、需下班完成的事项。这种交接班模式不但促进了临床护士的有效沟通，改善了护理交接班效果，更增加了患者对护理工作的了解和信任，促进了患者的理解和配合，有利于护士准确掌握患者的病情变化和护理需求，从而保证患者得到及时安全的护理服务。

（四）培养护患沟通能力

良好的护患沟通能力是护士能够胜任护理工作的重要条件。长期以来，我国高等医学教育注重专业知识和技能的培养，而对学生的沟通能力重视不够。实习护士或新入职护士刚走向临床时，面对临床工作中各种各样的复杂问题往往无所适从，对信息的分析与梳理能力较低，在沟通时很容易出现问题，加之其专业知识水平有限，沟通交流技巧欠缺，面对患者时缺乏专业说服力，导致沟通效果不佳。SBAR 沟通模式作为一种以结果为导向的沟通模式，符合临床思维的逻辑，能够在护患、医护之间建立一种和谐的沟通环境，提高护士的沟通能力。

作为一种低成本高效益的培训形式，SBAR 沟通模式培训一直被应用于新入职护士的规范化培训之中，可使护士了解标准化沟通的意义和方法，将理论用于实践，更有自信地工作，提高护理质量。"S"框定了护患谈话内容，主要体现护患沟通的计划和启动，比如孕妇主诉腹痛；"B"主要体现护患沟通相关信息的收集，比如宫缩时间大约 30s，间歇时间 5~6min；"A"要求护士根据患者病情变化趋势，结合所学习的理论知识，对孕妇的状况做出综合分析，体现护士的评判性思维能力，比如孕妇处于临产期疼痛，随着产程进展宫缩时间会延长，会导致疼痛时间延长；"R"体现采取什么措施可以解决问题，也就是护患沟通中护士给予患者的信息，比如此时疼痛是正常现象，可以采用转移注意力的方法来减轻疼痛，如听音乐等。因此，SBAR 沟通模式可以作为简单、程序化的沟通方式，解决护士在护患沟通过程中存在的问题，提高护士的护患沟通能力。

三、小结

在无陪伴病房中，团队沟通极为重要且信息量大，要提高团队沟通的有效性，有必要建立一个标准化和结构化的沟通模式，从而做到真正有效地沟通。SBAR 沟通模式正是这样一种标准化的沟通工具，目前已被医疗界广泛接受，在无陪伴病房的应用中也显示出其强大的生命力，未来需进一步推广应用。

第四节　护理不良事件管理

建立安全的医疗卫生环境是当今医院管理的一个核心目标，也是护理管理中的重要难题。然而，护理不良事件的发生在医疗机构中屡见不鲜，使患者受到不同程度的伤害和威胁。世界卫生组织（WHO）在患者安全的相关报道中指出，在发达国家，每 10 名就医患者中就有 1 名受到过医疗伤害。且在发展中国家将大大增加。在加拿大发生的 185000 例医疗伤害事件中有 70000 例是可以预防的，其中 53% 的事件来源于护理工作。不良事件的发生不但给患者带来身体和心理的伤害，也增加了医疗资源的浪费和财政损失。因此，如何做好不良事件的管理，预防和控制不良事件的发生，保障患者安全，是目前护理管理中的一个重要话题。本节主要对无陪伴病房护理不良事件的管理展开详细论述，旨在向读者介绍如何多措并举预防和控制不良事件的发生，从而保障无陪伴病房的患者安全。

一、护理不良事件分级及分类

护理不良事件是指在护理过程中发生的、不在计划中的、未预计到的或通常不希望发生的事件，这些事件会对患者造成非目的性的伤害或潜在伤害，损害其身体和心理，严重者甚至会导致患者死亡。

（一）护理不良事件分级

目前，依据中国医院协会的"医疗安全（不良）事件报告系统"，将护理不良事件按照严重程度分为四个级别。

Ⅰ级（警讯事件）：非预期的死亡，或是非疾病自然进展过程中造成永久性功能丧失。

Ⅱ级（不良后果事件）：在疾病医疗过程中因诊疗活动而非疾病本身造成的患者机体与功能损害。

Ⅲ级（未造成后果事件）：虽然发生了错误事件，但未给患者机体与功能造成任何损害，或虽有轻微后果但不需任何处理可完全康复。

Ⅳ级（临界错误事件）：由于及时发现，与治疗相关的错误事件在对患者实施之前被发现并得到纠正。

（二）护理不良事件分类

结合无陪伴病房管理特点，将护理不良事件分为以下类别。

1. 给药差错

指护士在给药过程中，可能导致不适当用药或对患者造成伤害的一些可预防的事件。常见的给药差错分为以下几种：①投药差错，即将药物误投于其他患者；②未经处方的用药差错，该差错是指未经医师处方而给患者用药，包括继续使用已停用的药物；③剂量差错，是指剂量大于或小于规定剂量或重复用药；④途径差错，是指用药途径不是处方规定的途径，或是途径正确而部位错误，如滴眼液应滴左眼却误滴右眼；⑤速率差错，常见于静脉点滴的药物；⑥剂型差错，包括不经处方者同意而将片剂粉碎；⑦时间差错，即不按规定时间、间隔时间给药；⑧配制差错，药物在溶解或稀释时发生错误或发生配伍变化；⑨操作差错，由于操作技术不当而引起的差错，如输液泵操作失误、注射部位未消毒等；⑩应用变质药品的失误，是指使用保存不当的药品或变质、过期失效的药品等。不难看出，在给药的任何环节都能够发生给药差错，已成为最常见的护理不良事件之一。

2. 非计划性拔管

非计划性拔管又称意外拔管，是指患者有意造成或任何意外所致的拔管，即非医护人员计划范畴内的拔管。通常包括以下情况：①未经医护人员同意患者自行拔除导管；②各种原因导致的管路滑脱；③因导管质量问题及导管堵塞情况需要提前拔除的导管。

3. 组织损伤

组织损伤指人体组织的受损，包括药物外渗、静脉炎、烫伤、冻伤、电灼伤等类型。其中药物外渗是指静脉输液过程中，腐蚀性药液进入静脉以外的周围组织。静脉炎则是由物理、化学、感染等因素对血管内壁的刺激而导致血管内壁的炎症表现，按照美国 INS 标准分为以下 4 级：① 0 级，没有症状；② 1 级，输液部位发红，伴或不伴疼痛；③ 2 级，输液部位疼痛，伴有发红和（或）水肿；④ 3 级，输液部位疼痛，伴有发红和（或）水肿，条索状物形成，可触摸到条索静脉；⑤ 4 级，输液部位疼痛，伴有发红和（或）水肿，可触摸到条索静脉 >2.5cm，有脓液渗出。烫伤通常发生在热疗过程中，冻伤则主要发生在长期使用冷疗过程中，除颤的患者易出现电灼伤。

4. 跌倒（坠床）

即患者因意外跌落至地面或其他平面。由于无陪伴病房的特殊性，住院患者跌倒是最易出现的不良事件。有学者指出，跌倒造成的损伤严重程度可分为以下 3 级：① 1 级，擦伤、挫伤、不需缝合之皮肤小撕裂伤等，不需或只需稍微治疗与观察；② 2 级，扭伤、大或深的撕裂伤、皮肤撕裂、小挫伤等，需要冰敷、绷带缝合或夹板等的医疗或护理的处置或观察；③ 3 级，伤害严重影响患者治疗进程及会造成住院天数延长，如骨折、意识丧失、精神或身体状态改变等，需要医疗处置及会诊。在无陪伴病房中，由于患者下床活动造成的意外跌倒事件时有发生，因此，做好跌倒管理至关重要。

5. 压疮

压疮是指发生在皮肤和（或）潜在皮下软组织的局限性损伤，通常发生在骨隆突处或与医疗器械或其有关的损伤，该定义由美国压疮专家咨询组于 2016 年 4 月再次更新，同时将压力性溃疡（pressure ulcer）更名为压力性损伤（pressure injury）。压疮发生率常作为反映临床护理质量的一个重要指标。

6. 其他

除以上不良事件外，其他所有意外事件、因服务问题导致的投诉事件、违反护理操作规程等均属于护理不良事件。其中，由于无陪伴病房家属不能时刻在患者身边，每日探视时的沟通就显得至关重要。既往实践表明，无效的沟通会使得家属对护理服务不满意，对护士不信任甚至对治疗不认可，进而发生投诉事件。因此，注重与患者及其家属的有效沟通，是保证无陪伴病服务质量的重要内容。

二、建立规范化护理不良事件上报系统

中国医院协会在 2017 版的《患者安全目标》中明确提出要"主动报告患者安全事件"，并指出要建立医院安全事件报告平台，提供有效、便捷的报告途径，鼓励医务人员全员参与，自愿、主动报告患者安全事件、近似错误和安全隐患，同时医院应制定强制性报告事项。因此，建立规范化的护理不良事件上报系统，是无陪伴病房患者安全的重要保证。

（一）形成无惩罚的护理不良事件上报机制

古人云："人非圣贤，孰能无过。"在错误发生之后，去追究谁的责任或者去惩罚谁已毫无意义，重要的是如何管理才能更好地保障患者安全。既往研究表明，许多医疗安全缺陷是系统问题，而不是个人的疏失或处置错误，所以减少护理不良事件的焦点在提升系统功能上，而不是指责个人，由此逐渐形成了无惩罚的护理不良事件上报机制。它可以鼓励护理人员主动报告所有与患者相关的"非正常"事件，坚持非处罚性、主动报告的原则，不必担心因为报告缺陷后个人受到责备和惩罚，并利用各种渠道进行宣传，使每个护士包括病区护士长努力消除上报的心理障碍，树立"患者安全为最优先考虑"的思想观，放开包袱，避免因工作过于紧张和敏感而引起护理不良事件的连锁反应。该机制最大的优点就是进一步营造了护理安全文化氛围，减少了无陪伴病房护理不良事件的再发生，形成良性循环。

（二）规范护理不良事件上报流程

虽然建立了无惩罚的上报机制，但并不能够保证所有护理人员都主动自愿上报不良事件。因此，医院明确规定了不良事件强制报告和主动自愿报告的范畴：① Ⅰ级警讯事件、Ⅱ级不良后果事件，遵循无惩罚的原则，必须在 24 小时内通过强制性的报告系统完成逐级上报，遇到重大、紧急情况事件应在处理的同时口头上报上级管理人员，上级管理人员再通过信息化网络平台的形式上报科护士长和护理部；②针对Ⅲ级未造成后果事件、Ⅳ级临界错误事件鼓励护理人员遵循保密、无惩罚的原则自愿报告。发生事件的个人或病区护士长通过信息化网络平台上报的形式，将事件发生日期、时间、患者姓名、诊断、事件经过、原因分析、整改措施、责任人等记录清楚，上报科护士长和护理部。具体上报流程见图6-1。

（三）以信息化为依托，建设不良事件网络上报平台

护理部结合实际，在护理管理系统中开发设计了"不良事件管理"专项模

块，内容涵盖不良事件上报、不良事件统计、不良事件分析等。目前，该系统已在医院临床广泛应用，它可以让病区在护理不良事件发生时，每个人直接使用自己的工号登录，将事件发生的时间、经过、结果等通过网络平台直接报告护理部或科护士长（图6-1）。护理部会及时做出分析反馈，其他科室的护士通过此平台可以及时学习借鉴，避免类似事件的再次发生。通过建成不良事件的网络上报平台，不良事件由最初的匿名上报、层层上报，到现在可直接通过平台系统进行网络直报，其他科室则可根据网络公布的相关内容学习借鉴，不但实现了全院即时分享，也使得无惩罚护理不良事件上报机制更加完善、成熟。

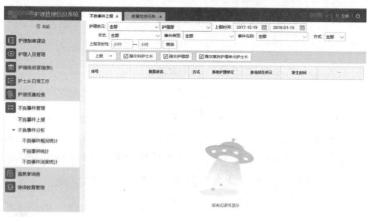

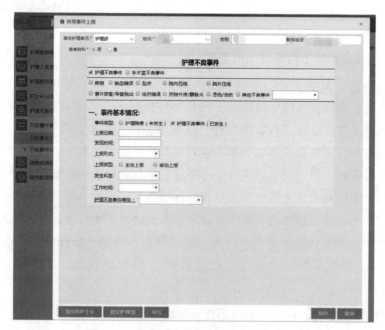

图6-1 信息平台护理不良事件上报平台

三、护理不良事件分析

无惩罚性护理不良事件上报的目的在于错误案例的分享，因此在事件上报后，追查出错误根源极为关键。护理不良事件除个人因素外，很大程度上还源自诸如制度、流程、条件等系统问题。对于此，护理部要求所有护理管理者都应遵循一条原则，"是系统的问题，我们去改进；是个人的问题，我们去培训。"

（一）理论基础

1. 从个人观角度

这一观点认为，错误主要是由于人们的心理失常，如遗忘、注意力不集中、缺乏积极性、粗心大意、疏忽、轻率等引起的。防范错误的对策是处罚犯错误的人。

2. 从系统观角度

该观点认为错误产生的原因主要在于系统而非个人。因此，当错误产生后，其对策是从组织机构的角度，系统设计防御错误的机制，减少人犯错误的环境和机会。

（二）分析方法和工具

1. 分析方法

（1）瑞士奶酪模型（Swiss cheese model）　该模型由英国心理学家 Reason 于 1990 年提出，以系统观为理论基础，认为几乎所有医疗不良事件的发生与组织影响、不安全的监督、不安全行为的前兆、不安全的行为 4 个层面的防御缺陷有关。Reason 将防御缺陷分为显性失败（个体因素）和潜在条件（组织系统因素），前者是指直接接触患者或操作系统的护士个人所发生的不安全行为，可表现为疏忽、失误及违反操作规程等。后者是容易使人出错的条件或环境，包括管理制度不严、人力不足、装置和设备的维护不足、工作程序不合理等。目前，国内外研究学者和护理管理者将其作为护理不良事件分析的主要模型，通过解决以上 4 个层面尤其是系统层面的不安全因素来预防护理不良事件的发生。

（2）SHEL 模型　20 世纪末，日本医疗事故委员会提出了 SHEL 模型。认为医疗事故的形成主要受以下 4 个方面的影响，包括软件部分（soft，S）、硬件部分（hard，H）、临床环境（environment，E）、当事人及他人（litigant，L）。其中软件部分包括个人业务不熟、能力不足、责任心不强、违反制度流程、技术不过关、查对不认真、交接不清、缺乏预见性、粗心疏忽等；硬件部分为工作的场所和设施，包括病区布局不合理、安全设施不牢固、护理设施不足等；临床环境方面包括护理人力不足、工作流程有缺陷、管理不到位、地面湿滑、未放置警示标识等；当事人及他人方面包括事件原因中涉及的其他工作人员把关不力、陪护知识缺乏、患者病情严重及不合作等。护理管理者结合病区临床护理特点，针对上述 4 个要素，找出不安全因素并制订相应改进措施，目前已被证实能够取得良好效果，显著减少护理不良事件的发生。

（3）其他　除了瑞士奶酪模型和 SHEL 模型之外，曼切斯特患者安全框架、EDIT 模型亦是护理不良事件分析的常用方法。这些分析方法各有优劣，如瑞士奶酪模型主要强调人和系统之间的联系，系统的作用大于人的因素。SHEL 模型常用于小数量不良事件的分析，更多考虑了不同因素间的交互关系。因此，在不良事件分析中，建议结合分析目的，选择合适的分析方法。

2. 分析工具

（1）鱼骨图　用于梳理已知结果与其所有可能原因之间关系的分析工具，其图形类似鱼骨。在进行护理不良事件的原因分析时，可应用鱼骨图识别、分类和呈现事件的近端原因和根本原因。鱼骨图的几个大骨通常从人机料法环 5 个方面进行分析，之下设各种中骨和小骨。目前，鱼骨图在护理不良事件的分析中已被普遍使用。

（2）柏拉图　柏拉图含两条纵轴，左边表示原因的次数或频率，右边表示原因累计百分比，引起不良事件的原因很多，依据这种理论分析发生错误的80% 由 20% 的原因所导致，只要抓住 20% 的错误进行改进就可以用最小的努力获得最佳的改进效果。目前，柏拉图已被广泛应用于护理不良事件的原因分析，它的优点在于能从错综复杂的问题中一针见血地点出问题的关键所在，从而提高科学管理不良事件的能力和效果，备受护理管理者推崇。

（3）其他　除了鱼骨图和柏拉图，护理不良事件原因分析的工具还有很多，如 5W 分析法、流程图法等。在实际工作中，护理管理者应根据护理不良事件的实际情况，选择最合适的分析方法和工具，从而不断提高护理管理的科学化水平，降低不良事件的发生。

四、无陪伴病房护理不良事件管理实践

做好预防工作，对已发生的不良事件进行详细分析和流程改造，是降低护理不良事件发生的根本要务。在无陪伴护理模式下，对护理不良事件的管理提出了更高的要求，要求护士在遵守相关制度的基础上，做好无陪伴患者的安全管理，并从中发现安全漏洞，采取相应措施，从根源上避免护理不良事件的发生。

案例：一例血标本采集错误的护理不良事件分析

事件经过：患者许某，女，28岁，诊断为自身免疫性肝炎、上消化道出血，于某日6：20收入院。当日因患者大出血需紧急合血，在医生未开具合血单时责任护士即为患者取血，血标本试管上标记许某，之后将合血附联贴在试管上，并在合血单上签字，当天需合血患者还有申某，当其他护士为申某合血时未找到合血单，但医生表示已开具完毕。经护士长调查发现，责任护士为许某抽的合血试管上贴的是申某的合血附联，避免了一起合血错误事件，本事件为护士违规操作、缺乏查对造成，由于及时发现，未对患者造成任何不良后果。

对该事件进行原因分析后发现，主要原因有以下几个方面。

（1）管理因素　护理信息系统尚不够完善，不能够实现血标本采集的全流程信息化管理；护士长对制度的落实如医嘱执行流程、血液标本采集标准操作规程日常监管不到位；对护士违反操作规程可能出现的风险缺乏培训。

（2）护士因素　护士未能依据医嘱执行流程进行操作；护士在采集血标本时未严格执行取血的操作前、操作中和操作后核对的标准操作规程；对取血错误可能导致的输血错误存在侥幸心理，工作不严谨；护士隐患意识薄弱。

（3）医生因素　医嘱开具不及时，口头医嘱多。

针对这一护理不良事件，护理部采取了多项措施进行改进。

（1）在现有临床护理信息系统的基础上，建立血标本采集模块、输血（血制品）模块。制定PDA执行输血（血制品）标准操作流程并进行全院培训，护士采用PDA进行身份识别及各个环节查对，提高执行治疗的准确性。

（2）护士长加强对护理人员相关制度、操作规程、护理风险管理、责任心等的培训，注重培训质量，确保人人知晓，人人依据标准执行；增加案例教育及实例分析，提高护士安全隐患意识，再现错行为造成的严重程度及后果。

（3）加强新入科护士的教育培训，严格查对制度落实，避免差错。

（4）护士长加强对护理人员日常工作的监管和质量考核，每日监管督查信息系统后台护士工作痕迹，对存在问题及时分析、反馈，形成闭环式护理质量管理系统，促进护理质量持续提升。

（5）护士长与医生协调规范医嘱，护士不执行除抢救医嘱外的口头医嘱。

效果评价：

该护理不良事件发生后，护理部连续3个月追踪该病区血标本采集操作流程执行情况，分别检查25、26、27例次，完全按照标准操作规程执行例次分别为24、26、27例次。同时3个月发生血标本采集错误护理不良事件数为0。

第五节　护理信息化助力患者安全

随着信息技术的不断发展，信息化已成为护理学科发展的重要组成部分，它不但能够优化临床护理服务流程，提高护理管理效能，更能够改善护理服务质量，保障患者安全。

目前，医院依托 PDA、移动电脑推车、平板电脑以及电脑端等载体已建成完善的护理信息系统，包括临床护理信息系统和护理管理信息系统。这不但使得护士对患者的全程护理工作在床旁即可完成，真正做到"把护士还给患者"，提高无陪伴病房的护理服务品质；还能够实现护理管理者对临床护理质量的实时监管和护士人力的动态调配，保证无陪伴病房的患者安全。

一、临床护理信息化与患者安全

临床护理信息化主要体现在临床护理信息系统的建设上。目前，医院的临床护理信息系统主要以 PDA 和移动电脑推车为载体，建成移动护理工作站和固定 PC 端，护士从患者入院评估开始，即可利用 PDA 和移动电脑推车，实现所有护理工作都在患者床旁完成，如评估高危患者、制定护理计划、开展健康教育、执行各项医嘱治疗等，其在保障患者安全方面的作用主要体现在以下几个方面。

（一）闭合医嘱执行周期

在实际操作中，信息系统可自动将医嘱进行拆分，并打印出带有条码的执行单，执行单上的条码和患者腕带上的条码一一对应，护士在执行输液、采集血标本、发放口服药、雾化吸入等护理操作时可利用 PDA 扫描患者腕带上的条码快速识别患者身份，然后扫描相应液体或标本的二维码完成信息的核对，如果患者和治疗所需液体不匹配，系统会自动报警，从而避免给药差错等不良事件的发生。PDA 的应用实现了对医嘱执行全过程的跟踪，闭合了医嘱的生命周期，完善了医嘱管理制度，使医嘱执行更为规范、合理，保障了患者安全。

医院信息系统会自动为每位患者生成一个带有二维码的电子腕带，在住院期间，护士可利用 PDA 扫描患者腕带核对其身份。除了患者腕带之外，二维码还被应用于药品标签、标本标签中。护士在执行任何护理操作时，都可利用 PDA 直接扫描患者腕带、药物信息和标本信息进行核对，这种条码化的核对方式避免了传统"三查八对"核对方法中护士因重复操作而导致的核对准确性下降或因护患双方口音差别、患者意识不清等问题所致的护理安全隐患，提高了护理操作的准确度和效率，保证了患者安全。

（二）实现护理文件书写的电子化和移动化

传统的护理文件书写均需护士在护士站进行手写，大量的护理文件一方面增加了护士的文书书写负担，另一方面则使得护士无暇密切观察患者病情，从而会出现观察不准确导致病情突然变化的各种意外事件。由于无陪伴病房没有家属陪同，这种现象更易发生。而移动护理信息系统则很好地解决了这一问题，它使得护士能够直接在患者床旁利用 PDA 或移动电脑推车录入各种护理记录、护理评估单，一方面提高了评估和护理记录的准确性、及时性，另一方面也使得护士能够随时观察患者病情，更好保证了患者安全。

（三）特异性工作表单的集中管理

依据不同病种、不同病区护理工作规则和路径，信息系统可自动生成各类护理工作表单。举例来讲，由于心脏内科和 ICU 收治病种不同，护理工作路径存在差异，其护理评估内容亦不尽相同。如心脏内科患者需要评估住院期间跌倒风险，而大多数 ICU 患者是卧床状态，并不需要评估该项；反之，谵妄、疼痛、镇痛镇静是 ICU 常见的问题，且由于机械通气的原因，很多患者不能够像普通病房患者那样表述自己的疼痛程度，因此 ICU 患者的疼痛评估选择的是客观疼痛评估工具——重症监护疼痛观察工具（critical - care pain observation tool，CPOT）而非主观的面部表情疼痛评估法，而谵妄则选择重症监护谵妄筛查量表（the intensive care delirium screening checklist，ICDSC）、镇痛镇静需要使用 RASS 镇静程度评估表（richmond agitation - sedation scale，RASS），以上这些内容只针对 ICU 设计，普通病房的系统界面并不会显示，这种特异性工作表单的设计和管理极大优化了临床护理工作的流程，提高了护士的工作效率。

在对某一患者进行评估时，护士只需利用 PDA 或移动电脑推车在患者床旁扫描器腕带进入该患者界面，即显示其所有护理评分表和护理记录单，点击护理评分表，即可对患者进行各项护理评估，包括各类风险因素的评估和病情评估等，如 Braden 压疮评估工具、住院患者意外跌倒评估表、疼痛评估。在每一项评估结束后，系统会自动生成相应评分，同时注释该评分的意义及下一步应采取的措施，如 ICU 某卧床患者 Braden 评分 11 分，系统会自动提示该患者属于"高度危险"患者，并自动生成高度危险患者的压疮预防措施，护士可结合患者实际情况进行选择。这种设计不但极大地解放了无陪伴病房的护士人力，更提高了护士工作的科学性和规范性，保证了患者安全。

（四）病区患者一览表设置

为确保护理工作的安全性和时效性，医院护理部联合信息系统开发人员，在系统平台主页面设置了病区患者一览表，具有概览、关注医嘱、提醒管理、检验危急值报警等功能。概览包括护理单元内患者的分布概况，例如各级别护理人数、病危病重人数、入出院人数以及今明手术人数等，并可点击进行过滤筛选，方便护士全面、准确地掌握患者情况。关注医嘱是方便护士随时了解患者的治疗与护理措施，护士将关键词输入，可提取全病区患者的治疗与护理措施，如输入"口腔护理"，便可提取全病区需要做口腔护理的患者床号、姓名、时间等信息，护士依据这一内容逐一进行落实，杜绝遗漏。提醒管理可方便护士长将近期需要重点注意的事项呈现在首页醒目处，提示护士防范与落实。检验危急值报警是指检验结果生成后，主页下方有红色字体闪烁提醒护士查看检验结果，以便及时报告医生，避免延误患者救治。

（五）小结

临床护理信息系统通过电子化、移动化、条码化的管理方式，解放了无陪伴病房的护士人力，优化了临床护理服务的流程，提高了护士的工作效率和工作准确性，实现了患者住院期间全程精准化护理，从而更好保证了患者安全。

二、护理管理信息化与患者安全

护理管理信息系统包括护理制度建设、护理人员管理、护理排班管理、护士长日常工作、护理部工作手册、护理质量检查、不良事件管理、满意度调查、护理继续教育等多个模块，通过该系统，可实现护理管理标准化、无纸化办公，为各级护理管理者开展工作提供了便利，提高了护理管理的效能。在患者安全方面，与临床护理信息系统密切结合，共同提高护理质量，保证患者安全。

（一）无陪伴护理质量管理模块

建立三级质量垂直管理体系，传统的护理质量督查流程为护理部派发纸质版质控计划到护理质控组，护理质控组每月打印各项查检表深入病区督查，病区护士长每日监控，形成完整的护理质量督查过程。自信息化建成以来，借助护理管理信息系统，护理部每月直接将质控计划录入护理管理信息系统之中，护理质控组成员只需登录系统，即可看到自己本月的质控任务。在深入病区后，利用PDA、移动电脑推车、IPAD等通信设备检查近期病区护理质量情况。

在PDA界面可通过"执行明细"查看护士医嘱执行的及时性和准确性，尤其是对于一些需要按时执行的医嘱，护士是否准确执行，如抗生素要求每8小时输注，但PDA显示护士两次执行时间间隔却是12小时。

临床护理信息系统的电脑界面可自动生成各种表单数据和趋势图，如不同班次同一项护理评估得分的变化，质控人员只需通过病房移动电脑推车即可快速查看近期各种护理记录和护理评估的正确率，如同样是评估某卧床昏迷患者的压疮风险，患者病情在 24 小时内并没有明显变化，上一班次护士得出 Braden 评分为 11 分，下一班次评分为 15 分，这显然是不合理的。

目前，所有护理质量检查标准和查检表均已实现电子化，护理质控组和病区护士长每次只需携带 IPAD 即可进行质控，如要检查某病区临床用药情况，只需从 IPAD 中打开护理管理信息系统，点击相应病区，再找到"临床用药专项考核表"即可进行检查，检查结果实时输入系统，检查结束后系统后台会自动汇总分析并将结果上报护理部，护理部通过护理管理信息系统将结果反馈给各病区，同时根据这一结果制定下一轮的质控计划，病区则根据检查结果开展持续质量改进。这种闭环式的护理质量管理模式极大优化了护理管理者的工作流程，使得护理质量管理更加高效、科学、全面。

(二) 护理人员管理模块

人员管理是护理管理的重要内容，包括个人岗位、工作年限、学历、职称、工作经历、教育或培训经历、外出进修、人员调动、各病区人员分布等多项内容。医院借助信息化管理可形成完善的护理人员资料库，每名护理人员都有自己的个人电子档案，同时生成代表个人身份的二维码。各级护理管理者可直接在系统中查看每名护理人员的个人档案和整个护理队伍建设情况，从而在结合实际情况的基础上，以保障患者安全为根本，调整并合理配置各病区护士人力，同时为下一步的人员招聘和人才培养提供科学参考。

综上，通过护理管理信息化，实现了护理质量和护理人员的实时、动态管理，从而不断提高护理工作绩效，改善护理质量，保障患者安全。

三、完善护理信息化建设，规避安全风险

任何事物都具有双面性，护理信息系统亦然。护理信息系统依托于网络平台，因此任何网络安全相关的隐患都将直接威胁患者安全。我国护理信息化建设尚处在起步阶段，各大医院信息化建设程度不一，发展不平衡，护理信息系统软件开发的水平参差不齐，缺乏统一的信息录入标准；护理信息系统开发人员缺乏临床护理思维，系统尚处于半结构化和半智能化状态；护理人员的信息素养和信息操作技能不足，对信息数据的利用能力欠缺。这些都使得护理信息化建设存在诸多安全隐患。因此，我们需要不断完善护理信息化建设，以更好规避其潜在的安全风险。具体做法如下。

(一) 建立完善的院内网络护理信息库

完善护理信息内容是目前改善信息化的重要任务。通过建立网络护理信息

库，护理人员能够及时快捷地获得护理信息。在网络护理信息库中，可以建立护理个案展示、各专科疾病护理标准、专科特殊检查注意事项、流程等各项护理信息息，确保患者在任何时候任何科室，均能获得标准的护理照护。为保证患者资料与资源共享，在建立护理信息库时应对各项信息进行标准化，形成可重复使用的护理信息化的规范化文件，包括使用标准术语、建立标准文档等。

（二）信息化支持下护理重点工作环节的流程优化与再造

流程再造是对原有工作流程的薄弱和隐患环节进行改造，对不完善的工作流程实施重建。护理信息化系统的应用改变了传统的护理工作模式，原有的旧的护理工作流程已不能适应新形势下的需要，因此改变旧有的、仅仅符合人工处理的流程势在必行。具体包括以下几个方面。

1. 医院网络系统的升级再造

为了配合临床护理工作，医院信息中心工作人员必须做好院内网络升级再造，保证网络信号全院覆盖且稳定，只有这样，才能保证护理工作的及时性和准确性，保证各种数据采集的及时性，更好地优化临床护理工作。

2. 医嘱执行环节的流程再造

信息化改变了传统的医嘱执行方式，PDA 和移动护理工作站的应用彻底改变了传统的查对流程和方式，护士在为患者进行输液、注射、发放口服药、采集化验标本前均可利用 PDA 扫描患者腕带和相应治疗的二维码，从而避免了执行过程中各种护理差错的发生。

3. 制定信息系统故障应急预案

为了及时有效应对护理信息系统突发事件的发生，维护正常的护理工作流程，必须建立信息管理应急预案，防患于未然。各种原因导致信息系统出现故障，临床各项工作进行非信息化工作模式时，均应配置并启动"网络故障应急包"，且护士长应定期组织护理人员进行信息系统突发事件的应急演练，以更好应对信息系统的突发故障。

四、结语

随着护理信息化的快速发展，临床护理工作正在发生着深刻的变革。在改善临床护理服务流程的同时，信息化也更好保证了患者安全。任何事物都具有两面性，信息化亦然。如果信息化建设不符合临床护理工作的规律，不利于护理人员的日常工作，那么其应用反而会变成一种负担，百害而无一利。

第七章　磁性医院文化建设

　　近年来，护理人员离职率不断升高，磁性医院文化越来越受到人们的广泛关注。20 世纪 90 年代美国护士认证中心（ANCC）建立磁性医院认证项目，用来鼓励和褒奖通过营造和保持良好护士执业环境来吸引和留住优秀护士，进而为患者提供优质护理服务的医院。所谓"磁性"，顾名思义是具备良好的护士执业环境的医院可以像磁铁一样吸引留住优秀的护士，从而提供优质的护理服务，取得最好的临床效果，同时也为护士提供了一个能实现职业和个人双重价值的工作环境。随着我国护理事业的不断发展和护理模式的转变，2010 年 1 月全国护理工作会议启动了旨在使护理工作"贴近患者、贴近临床、贴近社会"为主题的优质护理服务。自此优质护理服务启动，各级卫生行政部门和医院高度重视、积极推进。在深化优质护理服务的进程中，磁性医院的理论被各大医院借鉴应用，二者的最终目的都是要为患者提供最优的照护。美国新泽西州哈肯萨克大学医学中心护理部主任、磁性项目总监 Occhiuzzo 女士认为，"磁性状态是实现优质护理的一个认证"，从 1995 年开始，该医学中心已 5 次获得磁性认证。本章主要以磁性医院文化为主线，优质护理服务为宗旨，为读者提供参考和借鉴。

第一节　概　　述

　　世界卫生组织（WHO）于 1991 ~ 1993 年在对其成员国和其他 40 个国家与地区的调查中发现，73% 的发展中国家、76% 的不发达国家和 57% 的发达国家的公立健康服务机构中，均存在护士短缺的问题。20 世纪 80 年代初期，美国医院护士资源短缺、离职率高的现象非常严重。为了解决这个问题，1981 年美国护理学会（American academy of nursing，AAN）管理委员会专门成立了一个小组来研究影响医院专业护理实践系统发展的特征性因素。以 McClure 为代表的小组成员发现部分医疗机构仍然能保持较低的离职率并对护士有"磁铁"效应，能够在招聘和管理过程中吸引和留住具有良好专业素养的护士，并为患者提供高质量的护理服务，McClure 等将这些医疗机构称为磁性医院。

一、磁性医院的概念

磁性医院是指在护士严重短缺情况下，医院仍能像磁铁一样吸引高素质专业护士的加入，降低离职率，拥有高质量的护理人员队伍，提供优质的护理服务。磁性医院的文化强调一个积极、合作的工作环境和团队精神，为实现患者的良好预后而共同努力。

有学者认为，"磁性医院"本质上是一种护理文化，遵循患者至上的服务理念。它依靠强大的吸引力和凝聚力，保证人力资源、稳固护理队伍，从而更好地发展护理实践，积极地参与临床护理决策。所以磁性医院的特征就是像磁铁一样吸引护士、为患者提供优质的护理服务、为护士提供一个体现职业和个人双重价值的工作环境。

宾夕法尼亚大学健康效益和政策研究中心助理教授 Kutney‐Lee 博士说，"医院磁性认证不仅是一个给医院颁发的奖项，也是其用来改善工作环境，并最终提高患者和护士效益的干预措施"。

二、磁性医院的发展历程

磁性医院的发展大体上可分为 4 个时期：①1983 年~1989 年，为原始磁性医院时期；②1989 年~1993 年，为磁性金标准时期；③1994 年至今，为美国护士认证中心（the American Nurses Credentialing Center，ANCC）的磁性认证项目时期，也是护理质量的发展期。

19 世纪 60 年代，国际健康护理体系面临急剧的护士短缺问题，19 世纪 80 年代，美国的护士也急剧短缺。1981 年，美国护士协会（the American Nurses Association，ANA）根据工作环境、护士流失率、社会地位三个特征对全美大型医院进行评审，选出各地区的"十佳"医院，最后由美国健康保健中心和得克萨斯大学共同评价，最终选出 41 家医院，为"原始的磁性医院"。

1990 年 ANA 建立了磁性护理服务认证项目，该项目由 ANCC 主管，制定了磁性医院认证标准及程序，对磁性医院发展提供便利条件。1994 年美国华盛顿医学中心成为第一家磁性认证医院。1997 年，"磁性医院"正式更名为"磁性护理服务认证项目"（magnet nursing services recognition program）。2002 年，认证对象由美国国内的卫生健康组织扩展到国际，自此，磁性医院认证成为国际认证项目。2009 年，浙江大学附属邵逸夫医院在国内率先着手开展"磁性护理服务认证项目"，成为我国大陆地区有相关文献报道的最早开展"磁性"建设的医院。截至 2015 年 9 月，全球通过认证的"磁性医院"共 433 家，主要分布于美国，其次是加拿大、澳大利亚、新加坡等国家。

三、磁性医院的认证标准

1983 年 McClure 首次阐述了磁性医院的 14 个特征，它们同时也是磁性医院的评审标准。2005 年磁性评审修订版是由磁性推动力和护理管理范围和标准（the scope and standards for nurse administrators，SSNA）二者共同制订，每一项磁性标准的应用都具有具体的展望和同等重要的地位。全球通过认证的磁性医院磁性认证标准包括 5 大方面，14 个要素（表 7 - 1）。

表 7 - 1　磁性医院磁性认证标准

构面	要素	内容
转换型领导	护理领导质量	磁性医院选拔知识丰富、能担当风险的护理领导人员，他们遵循有关的护理学哲学，并能为护理人员的工作提供有力的支持
	管理方式	磁性医院倡导众人参与并能得到护士反馈建议的管理方式
组织授权	组织结构	指以护理能力水平相当的个体为单位来进行决策的护理组织
	人事政策及项目	指灵活的人事调动模式和众多临床或管理的晋升机会
	护理组织团体	开展能持续发展的项目，使护理组织成为强大、积极、有成效的团体
	护理形象	强调护理服务的重要性并肯定护士的优质护理能力，不断提高护理地位
	护理专业发展	磁性医院支持定位教育、服务性教育、继续教育、正式教育和职业发展
模范专业实践	专业护理模式	指能加强护士护理患者的责任感和自主性的护理模式
	咨询与信息资源	磁性医院具备有效、充足的信息来源，具有知识丰富的护理专家
	自主性	强调护士的操作自主性、独立判断的能力和权利，可多方面照护患者
	护士教育角色	护士之间进行相互的教与学活动以满足其对专业知识的需求
	多学科合作	指各学科之间相互信任、相互合作的关系
	护理质量	领导者为护士提供良好工作环境，护士也确信能为患者提供优质护理

构面	要素	内容
新知识、创新、改进	提高护理质量	护理质量的提高是一个相互的教学过程，护士将积极参与并不断推动护理质量的促进工作
实证结果	渗透融入其他 4 个维度	

第二节　打造健康护士执业环境

为了呼吁和倡导各级管理者重视护士执业环境的建设与改善，国际护士会先后于 2007、2012 年将国际护士节主题定为"营造磁性医院文化，提供优质护理服务"，旨在强调打造健康护士执业环境的重要性和迫切性。健康的护士执业环境能够提高护士工作满意度，稳定护士队伍，进而促进优质护理服务的有效开展，保障患者安全。因此营造健康护士执业环境，为患者提供优质护理，是每个护理管理者的责任和使命。

一、护士执业环境的内涵

护士执业环境是促进或制约护理专业实践的工作场所的组织因素，是医院管理实践、护士人力资源分配、工作流程设计和组织文化建设的综合产物，包括一系列护理工作场所的特征以及在环境中护士感知的工作特点、自主性、发展机会与自我价值和需要进行比较的一系列心理感知。护士执业环境是兼具护理专业本质和工作环境特性的特殊场所，目前已被国家护理质量数据平台纳为护理质量评价的结构性指标。

国际护士会自 2007 年提出积极的执业环境以来，引发了护理人员和护理管理者的普遍关注。研究显示，不良的护士执业环境不仅会危害护士的身心健康和生活质量，而且增加职业倦怠，降低护理质量，影响患者转归，甚至引发护士离职或转行。2016 年 8 月习总书记出席全国卫生与健康大会并发表重要讲话，提出：要着力调动广大医务人员积极性，从提升薪酬待遇、发展空间、执业环境、社会地位等方面入手，关心爱护医务人员身心健康，通过多种形式增强医务人员职业荣誉感，营造全社会尊医重卫的良好风气。因此为护士提供一个健康的执业环境势在必行。

二、护士执业环境的影响

1993 年美国护士认证中心（American Nurses Credentialing Center, ANCC）建

立了磁性医院认证项目，认可那些能够为提供优质护理服务而营造健康执业环境、对护士具有像磁铁一样的吸引力的医院。磁性医院认证项目的建立和不断完善，促进了护士执业环境的优化，对于保证患者安全和护理专业发展具有积极的意义。国内外护理管理者逐渐关注护理人员与护士执业环境之间的交互作用，大量研究发现，健康的护士执业环境会对医院、护士和患者产生积极的影响。

（一）护士执业环境对护士的影响

1. 护士执业环境可以影响护士工作满意度

工作满意度对离职意向有一定的直接预测作用，即当护士对工作不满意时更易产生离职行为。工作满意度对工作绩效也具有显著影响，即工作满意度越高，护士对工作的热情度越高，工作投入度高，越能创造出工作角色所需要的绩效，并向医院设定目标努力。Kelly 等对 46 家磁性医院和 521 家非磁性医院进行执业环境及护士结局的调查，发现拥有健康执业环境的医院与其他医院相比，具有较高的工作满意度、较低的职业倦怠率和离职率，而且护士工作投入度越高，越能创造出更多的经济和社会效益。因此医院和护理管理者应为在职护士营造良好的执业环境和科室氛围，提供充分的感情和工作支持，增加护士的主人翁感，提高护士满意度。

2. 护士执业环境可以影响职业伤害发生率

职业伤害是指劳动者从事职业活动或者与职业责任有关的活动时所遭受到的事故和职业病伤害。不良的护士执业环境会对护理人员造成身体和精神上的安全威胁。Clarke 等对宾夕法尼亚州 188 所医院进行调查，发现执业环境好的医院针刺伤发生率比执业环境差的医院低 1/3。调查显示，大约 1/4 的护理人员因为是"护士"而遭受到歧视，大于 1/5 的护理人员遭受过身体的伤害，大多调查对象都受到过言语上的侮辱；口头上的侮辱大都来自患者、患者家属、医生，几乎所有身体上的伤害都来自患者。研究表明，医护关系良好、护士工作自主性高、护理领导力强的护士群体其暴力发生率低。

（二）护士执业环境对患者的影响

护士执业环境可以通过对护士的影响进而影响到患者的安全。例如不良的执业环境会使护士受到各种不良心态的侵扰，如不及时疏导、减轻或消除不良心态，将会影响身心健康，同时对工作产生负面影响，导致护理质量下降和护理不良事件的发生。研究显示拥有健康执业环境的医院患者病死率、抢救失败率比执业环境差的医院分别低 14%、12%；拥有健康执业环境的住院患者跌倒率比执业环境差的医院低 5%；拥有健康执业环境的医院感染发生率比执业环境差的医院低 36% ~41%，且将改善执业环境作为预防感染的关键性策略。因此要让护士在健康的执业环境下以快乐的工作状态、良好的职业信心去工作，为患者提供高质量的护理服务。因此，管理者要着力改善护士执业环境，吸引并留住更多的优秀人才，提高患者护理质量，减少不良事件，提高患者满意度。

（三）护士执业环境对医院的影响

离职是指护士和医院之间结束雇佣关系、护士离开原医院的行为。离职率居高不下是导致护士短缺的主要原因。医院建立良好的执业环境，倡导"磁性"的管理理念，是提高护士工作满意度、降低离职率、稳定护理队伍的关键。张洪福等对 330 名护士进行调查发现，工作支持是降低离职倾向的最主要因素，并提出医院和护理管理者应为在职护士营造良好的执业环境和科室氛围，加大对其工作支持，从而减少在职护士离职现象。North 等对 22 个病房的护士离职率及其花费进行为期 12 个月的统计，结果显示护士的离职率为 44.3%，总共花费 23711美元。同时也有证据显示，一家大型医院 2004～2008 年这 4 年时间里，通过降低护士离职率节约了 560 万美元。这充分证明，通过改善护士执业环境可以有效节约医院管理成本与患者医疗成本，提高医院的医疗效益。

三、健康护士执业环境构成要素

对于护士执业环境的构成要素，国内外护理管理者从不同方面进行了解析研究，旨在评估和发现护士在工作环境中面临的职业风险和可能对护理工作环境建设产生影响的不稳定因素，为改善护理工作环境提供理论依据。健康护士执业环境的构成要素应尽可能涵盖促使护士完成组织目标，并在此过程中感受自身价值的要求。

Aiken 等在 2002 年提出，护士执业环境由分权管理、多学科合作、充足的资源、管理者的支持四个部分构成。分权管理是上级组织为发挥低层组织的主动性和创造性，而把生产管理决策权分给下属组织。该管理方式可以让护士以决策者和执行者的双重角色参与到工作中，更易调动护士的工作积极性。美国重症护理协会（AACN）在 2005 年发起的"建立和支持健康执业环境"的倡议中，认为健康执业环境的六项标准是：充足的护理人员、独立的决策、有效的沟通、多学科协作的氛围、可靠的领导团队和社会对护士工作的认可。2007 年，Lake 提出护士执业环境包括：护理质量、工作自主性、职业发展、管理人员的支持度、护理工作参与程度、支持型同事、医护合作关系以及护士作为专业人才被尊重八个方面。2014 年，乔袆以护士执业环境的构成要素为主题进行系统评价后提出，健康护士执业环境的构建要素包括专业发展、领导力、尊重与认可、沟通与协作、系统支持、组织与管理、自主的需求七项内容，建议构建健康护士执业环境从这七项要素入手干预。目前国内外学者对执业环境构成要素进行了大量的研究，但均未达成一致。综上所述，健康护士执业环境的内涵可归纳为：有机会参与医院事务管理，护士工作有自主性，组织支持，护理人力、物力配备合理，领导管理可靠，医护关系和谐，薪酬待遇及社会地位合理，有利于专业及个人发展等。

四、构建健康护士执业环境举措

（一）转变管理理念，关注护士满意度

优质护理通过满意度、绩效管理、拓宽职业发展路径等途径提高护士满意度，降低护士的离职率，稳定护理队伍，提高护理质量，从而为患者提供高质量的优质护理服务，使患者和护士都达到较高满意度。应更加关注护士参与医院管理决策，而研究显示目前护士参与医院管理的机会较少，因此各医院也在努力转变，例如在角色上，管理者将传统的监督者角色转变为服务者角色；在管理模式上，努力构建参与式的管理模式，搭建平台，组织成立有护士参与的、多专业合作的工作项目小组、委员会等，鼓励并引导护士参与医院管理决策，畅通与护士的沟通渠道，促进与护士之间的有效沟通，充分重视护士的意见建议，努力营造相互尊重、有归属感的良好环境，提升护士的工作满意度和价值感，进一步调动护士积极性。工作待遇是激发护士积极性、提升护士满意度的基本条件，合理、平等的待遇是对护士工作价值的认可。管理者建立与护理人员投入相匹配的科学绩效管理制度，使护士感受到多劳多得，优绩优酬，公平公正，以调动护士的工作积极性。定期测评护士执业环境，发现护士执业环境建设中的薄弱环节和关键点，有的放矢，有效改善护士执业环境。

（二）赞赏鼓励，充分发挥护士工作潜能

在优质护理实践中，管理者及时给予护士适当的鼓励和赞赏，可以满足护士的被认同感、荣誉感，进而激发护士的工作热情。同时，适当的赞赏，也可以拉近管理者与护士之间的距离，让护士感受到自己在团队中的位置和价值，也有利于工作效能的提升。伴随着医生们的多点执业，未来医院的管理很大程度上还是要落在护士的肩上。今天我们对护士好一点，作为人才将她们留住，最后她们发挥出的效能和给医院创造出的价值远远不是金钱能衡量的。

皮格马利翁效应（Pygmalion Effect），亦称"罗森塔尔效应"或"期待效应"，由美国著名心理学家罗森塔尔和雅格布森在小学教学上予以验证提出。罗森塔尔和助手到一所小学，声称要进行一个"未来发展趋势测验"，并煞有介事地以赞赏的口吻，将一份"最有发展前途者"的名单交给了校长和相关教师，

叮嘱他们务必要保密，以免影响实验的正确性。其实他撒了一个"权威性谎言"，因为名单上的学生根本就是随机挑选出来的。8个月后，奇迹出现了，凡是上了名单的学生，个个成绩都有了较大的进步，且各方面都很优秀。

只要是常人，如果受到教师的期待、关心、帮助、爱护，那么他就会得到发展，就会向着教师期待的方向变化，这就是该效应的积极作用。

我们得到这样一个启示：赞美、信任和期待具有一种能量，它能改变人的行为，当一个人获得另一个人的信任、赞美时，他便感觉获得了社会支持，从而增强了自我价值，变得自信、自尊，获得一种积极向上的动力，并尽力达到对方的期待，以避免对方失望，从而维持这种社会支持的连续性。

（三）吸引护理人才，拓宽职业生涯

职业生涯发展与规划对提高护理人员的工作积极性和稳定护士队伍起着至关重要的作用。美国医院为护士提供了涵盖临床、教育与管理的护理职业生涯路径。磁性护理专业发展方面提出，给予护理人员正确的定位与计划，为护士提供继续教育机会，发展以能力为基础的护理梯队。优质护理服务促进了护理学科的发展，拓宽了护士职业发展路径，广泛吸引优秀人才进入到护理专业，建立有效机制，让护士工作有目标、有热情、有激情。例如，在过去，护士的发展仅限于管理岗位，现在结合工作需要、专业发展和个人职业取向，搭建具有多方面发展通道的护士职业发展阶梯，如教育岗位、专科护士、临床护理专家等等。许多医院成立各种专业小组如（糖尿病、伤口造口、透析、静脉治疗小组等），选送护士参加专科培训，在临床上发挥巨大的作用，比如开展多种形式的教育培训、进行专科会诊指导和护理查房、解决临床疑难问题、进行专科质量管控等等，也为护士成为各科护理专家搭建了平台。搭建专科护士良好的发展平台，是管理者的责任，也是护理学科发展的最强动力。传统观念曾普遍认为医生在为患者治病过程中的作用是最重要的，护士只是医生的助手，还未充分认识到护理工作的重要性，从而在观念上影响了护士在人们心中的地位，使护士对自身职业的认可受到消极影响。而今护士拥有工作自主权，在符合专业标准的基础上护士可以自己决定护理方案，自主为患者制定护理计划并实施，创造工作自主的氛围，提高了护士的自身价值及专业价值，极大程度地提升了护士的工作积极性。

小冯是职业规划的受益者。几年前，小冯由于优秀的临床工作表现被选送参加国际造口治疗师培训学校学习，成为一名国际造口治疗师（ET）。学成归来后，她接诊了一名80多岁卧床10年的脑血管病患者，这名患者全身多处压疮，最大面积达15×7cm，ET接到会诊任务后反复研究探讨，确定治疗方案，2个月后马奶奶出院时多处压疮已经好转。为了出院后治疗的延续性，ET利用休息时

间来到马奶奶家里进行治疗，通过半年不懈的努力，马奶奶身上所有的压疮奇迹般愈合了。家属感激不尽，这样评价道："这种新型护理角色的出现，打破了我们对护士只管打针发药的定位。她们跨越了医疗和护理双领域，是医生的好搭档，为患者解决了难题。"家属真诚的话语温暖了 ET 的心，也成为她们继续前行的动力。后来，伤口造口门诊成立，ET 出诊针对造口、压疮、失禁、疑难、慢性伤口患者，提供专业的护理、治疗及指导，并建立长期随访健康档案。"伤口造口门诊"在 ET 的"经营"下，逐渐成为百余名患者的"家"，提升了专业自主性，凸显了专业价值。一路上，疑难病例会诊、伤口造口专科质量管控、国际造口治疗师学校授课教师、实习基地教师……ET 逐渐成长，为患者提供优质、满意、放心的护理服务。

我们在培养护士，为护士提供发展平台的同时，也要考虑护士的能力、特长、性格、岗位需求等等多方面因素，为护士搭建多层次、多方面的平台。

（四）推行人性化管理，让护理体现温度

美国社会学家霍兰认为，医者有四个"救生圈"：技术魅力、人格魅力、温暖陪伴、灵魂抚慰。技术"救生圈"固然重要，其余三个人文"救生圈"更不可或缺。关注病，更关注人；读懂病，更读懂人。此乃医者的最高境界。

换位思考，尊重患者的感受，无论是医生和护士看重的都不仅仅是专业，还有职业的温度。将霍兰的理论放到我们优质护理服务当中，在第一个救生圈当中体现的就是我们精湛的技术，所谓的专业职责所在；第二个救生圈是我们提倡的优质护理，给予患者贴心的照护；第三个救生圈就是国内最为推崇的满意服务，让患者有种家一般的舒适感觉；第四个救生圈就是做到最好的家人，从精神上、心灵上给予患者支持。因此，作为护士，只要穿上护士服行走于病房，穿梭于病床，就要做一个心无二念、专业专职、拥有温度护士，其实患者在护士心中有多重，护士才会在患者眼中有多美。

（五）强有力的支持保障，与临床各学科的协调工作

强有力的支持保障系统以"全院工作服务于临床"为前提，如确保临床用药储备充足、无菌物品供应充足、手术器械消毒及时、检验及出具报告迅速准确等，强调后勤及辅助科室以临床工作为重，服务于医疗护理工作。比如成立运送中心，承担陪同患者外出检查、取化验、送标本等工作为临床科室服务，减轻了临床护士的风险和工作量，使护士能够更加专注地为患者服务。这些举措的实施医院虽然投入很多，但有舍才有得，它会使护士有更多的时间和精力陪伴在患者身边，并专注于自身专业的学习，不但有利于患者的照顾与康复，也使护士增加了职业价值感。

　　各科室建立了平等友好的学科交流，护士、医生、营养师、康复治疗师等一起讨论患者的病情、治疗、康复计划等，通过多学科人员间的合作，不仅提高了护士的专业水平，也为确保患者安全提供了强有力的技术保障。比如糖尿病管理方面，组建糖尿病管理多学科合作团队，医师、糖尿病专科护士、营养师等多学科成员共同为患者提供咨询、指导、诊疗等个性化服务，提高患者生存质量。再如加速康复外科，医师、护士、麻醉师等多学科成员共同制定疾病加速康复计划，可有效促进患者康复，缩短平均住院日。

第三节　满意的护士成就满意的患者

　　在如何调动员工的积极性和主动性这一管理难题面前，通过制度和考核两大现代化管理法宝，是否能够实现管理目标自愿性、主动服务呢？答案是否定的。原因在于人是自然的人，没有有效的监管，流程和制度就会流于形式；可是过度的监管，会使人感到不自在，人不自在就会抵触。心理学有一条定律叫转向攻击，说的是人如果不幸福，就不可能对别人友善的道理。如果护士对工作不满意，内心自然不幸福；内心不幸福，对工作、同事或患者就会存在倦怠和厌烦。

　　俗话说治病是三分治疗，七分护理，从某种意义上说明疾病康复的过程中护理的作用要比治疗重要得多，同时在医务工作中，护士也是患者接触最多的群体。北京儿童医院院长倪鑫在接受采访时说道："医院工作一定要抓好患者的安全和服务，而接触患者尤其是住院患者最多的就是护士，涵盖了从入院时对整体医院情况的介绍，到住院期间的预防跌倒、预防坠床、预防磕碰、给药安全、术后并发症观察和及时发现等，直到出院健康教育以及出院后随访的整个过程，没有护士，患者的安全、患者的服务都无从谈起"。由此可以看出护士在患者就医过程中的重要性和不可替代性。同时在患者看病就医的过程中，很多细致入微的感受更多的是来自于护士。2017年原国家卫计委医政医管局副局长郭燕红在发布会上提出："没有满意的护士，也不可能有满意的患者！"打造护理服务文化的精髓，在于把患者的满意和护士的满意作为护理事业发展的前提。只有护士得到关怀，她才会更关怀患者。通过尊重、关爱护士的具体行动，激发起她们对护理岗位的热爱，进而转化为对患者的关爱。因此激励护士才是落实优质护理服务提高患者满意度的"捷径"。

　　为护士创造健康的执业环境，让护士在工作中感受到幸福感，感受到被尊重、被认可，使护士执业价值感得到提升。关注护士需求，按不同需求层次分别对待，对于自我实现需求层次高的护士给予正确的引导。对不同年龄阶段护士采取不同策略调动其积极性，对高年资护士关注其职业发展，搭建专科护士平台，发挥专业知识和技能，造福更多患者和家属；对中青年护士，在搭建学习和交流平台、引入先进工作方法和技术、改进护理工作的同时，为患者带来更多的惊喜和便利等。建立医院服务文化，给护士赋予更多的决策权和自主权，营造一种医院是家的归属感，充分激发护士的工作积极性。在面对患者的问题时，具有一种主人翁的意识，主动关怀患者，给患者以宾至如归的感受。同时丰富职工业余文化生活，让护士把"医院好"同"个人好"联系到一起，切切实实感受到集体大家庭的温暖，并将温暖传播给患者。

根据《美国医学会杂志》（JAMA）的统计，护士是医护人员中压力最大的，过劳率高达40%，每年员工更新率为26%。在这种情况下怎么要求一个筋疲力尽的护士对每个患者都投入百倍热情？酒店业也面临同样的问题，酒店员工每年更新率高达66%。但是一些很成功的酒店自有一套留住员工的秘诀——让员工爱上自己的工作，这种热爱可以转换为顾客更高的满意度。丽思卡尔顿酒店的员工更新率为20%，是行业最低。他们的秘诀就是企业文化。每日例会中都会有员工分享自己在给顾客提供额外服务时制造出的令顾客"哇"的故事。西蒙·库珀称，在同事中的名望是一个"有力的动力"。他们赋予员工立即解决客户投诉的权力，不用向上级汇报。每位员工配备的每个客户2000美金的预算，"代表着丽思卡尔顿对员工决断的高度信任。"

丽思卡尔顿的员工喜爱自己的公司，并内化了它的使命。丽思卡尔顿的前任管理层Joe Quitoni说："我可以训练你做任何我想让你做的事，但是我不能训练员工全心全意地提供服务。"

医院需要向成功的连锁酒店学习的是改变自己的护士文化。这并不是什么不可能完成的任务。医院里到处都是让患者"哇"的故事，把这些故事拿出来分享，不是一种很好的激励方式吗？请记住，只有幸福的护士，才能将自己的幸福传递给患者。

第三篇
实 战 篇

第八章　开展住院患者
无陪伴的历史背景

第一节　国内外无陪伴病房发展现状

无陪伴的主旨是患者从入院到出院期间的一切护理工作均由护理人员围绕患者展开，并根据其不同需求提供个性化、人性化的护理服务，实行无家属陪护或陪而不护。无陪伴病房为患者营造了良好的治疗、休养环境，真正体现了以患者为中心的理念。

一、国外无陪伴病房发展现状

无陪伴在西方发达国家已经实行多年，在欧洲一些国家，医院无陪伴已经是人们的共识。走进欧洲的大型医院，除了产科、儿科这样的特殊科室，在其余的住院病房中，只有穿梭的工作人员，而不见一个家属和陪护。在德国无陪伴已有几十年的历史了，每日三餐医院免费提供，医院还为每位患者配备心理医生、物理治疗师、医生和护士，不管是普通住院患者还是重症患者，都可申请"无陪伴服务"，费用全由医保报销。医院护士的分工也非常明确，分为处置护士和护理护士。处置护士负责医疗护理，如测量血压、静脉输液、伤口处理等临床治疗工作，护理护士则相当于专业陪护，负责照顾住院患者个人卫生、饮食起居等，而且手术后的恢复阶段也有专门的护士负责，家属并不参与陪护，患者得到了专业的照护和良好的休养。新加坡无陪伴病房则有立足科技的完善的配套设施和责任明确的人员分工，为护士的工作提供了强大的物质基础和有力的人员保障，使生活护理服务更具先进性、特色性。

住院患者无陪伴在国外已经发展非常成熟，形成了完善的管理体系，但它是基于西方社会环境以及医院整体管理模式和人力资源配置的基础上，因此并不能一味地照搬过来用于国内。

二、我国无陪伴病房发展现状

随着 2010 年"优质护理示范工程"的积极推广，无陪伴开始在全国范围内进行试点实施，并呈现出从大城市到中小城市、从公立医院到私立医院的趋势。目前，在天津、江苏、浙江等省市的部分医院已经实施了住院患者无陪伴。然而，在我国无陪伴病房发展还处于初级阶段。大部分医院无陪伴主要是应用于重症监护室等比较特殊的病房，普通病房则因国内"重亲情、重孝道"的传统理念而未能开展，病房陪护主要采取亲情陪护和家属聘请外人陪护等两种模式，即住院患者的日常生活照料由家属或陪护人员来完成。

除此之外医院管理欠缺、护理人力资源不足也是开展无陪伴的重大阻力。全国的公立医院都面临"医务人员荒"，临床护理人员尚不能完全满足需求，后勤保障力量也都不到位，每天完成临床治疗"任务"已经占据了护理人员绝大多数的时间，而且除了输液、打针等常规治疗护理以外，绝大多数的医院护理人员还要额外承担标本送检、检查陪检等许多工作，直接护理患者的时间大量减少。因此，在内外环境的影响下，无陪伴未在国内全面展开。

第二节　以患者为中心的医院改革发展历程

医院在发展过程中经历了患者选医生、住院患者包餐制、住院患者无陪伴等重大历史变革，其中无陪伴作为医院发展历程中浓墨重彩的一笔，不但开创了国内卫生系统的先河，更为整个社会做出了巨大贡献，更好地服务了广大人民群众，体现了医院一以贯之的公益性发展理念。

一、"患者选医生"

随着市场经济对医疗卫生体制带来的影响不断加大，面对疲软的医疗市场和员工匮乏的工作积极性，如何破解难题这一严峻考验摆在了我们面前——改革，必须改革，这是扭转局面的唯一选择。"患者选医生"的改革，实质是用人和分配机制的深层次改革，更是对传统的医疗管理模式的震撼性变革，全方位的调动每个职工的积极性、创造性，从源头上解决医院内部管理和医患关系中的突出矛盾。随后，一套包括患者的选择和满意度以及医院各职能部门的评价在内的严格考评机制应运而生，对医护人员的业务能力、服务水平、工作状态、工作数量、质量、医德医风等全方位客观评价，同时评价结果与绩效相挂钩，多劳多得，优绩优酬，充分调动了广大职工的工作积极性，良好的机制和环境使一批年轻技术骨干脱颖而出，此时医院突破传统，成功的走出了医改坚实的一步。2000 年，中央电视台《焦点访谈》《新闻联播》《东方时空》相继做了"在这里患者可以选医生"等报道，时任国务院副总理李岚清亲临视察，原卫生部等八部委联合下发了《关于实行患者选择医生，促进医疗机构内部改革的意见》，在全国推广医院改革成功经验。

二、住院患者"包餐制"

在"患者选医生"改革成功的基础上，医院又开展了一项意义重大的项目——住院患者"包餐制"：即住院患者每天只需交付5元钱，就有营养配餐员将营养搭配科学合理的一日三餐送到床前，并且针对特殊患者提供治疗膳食（如糖尿病饮食，低盐、低脂饮食，低蛋白饮食等）充分满足患者的营养需要。"包餐制"运营至今，虽然医院每年都要为此补贴几百万元，但是其带来的效果也是显而易见的。一方面减轻了患者家庭的负担，免去家属每天往来送饭，同时也最大限度地为患者休养创造了良好的病房环境。住院患者"包餐制"的实施，很大程度上解决了住院患者"吃饭难"的问题，收到了良好的效果，为进一步开展住院患者无陪伴埋下了伏笔。

三、住院患者无陪伴

俗话说"一人住院，全家辛苦"，随着独生子女一代的出现，"421"家庭越来越多，两家老人如果同时生病，这种现象尤为凸显。如何为老百姓解难，如何减轻家属照顾的负担，如何营造安静、整洁的利于患者康复的休养环境，是摆在医院面前亟待解决的问题。制定住院患者无陪伴实施方案，为患者创造良好就医环境，为医护人员创造良好工作环境。在实施过程中护理部将各项护理工作重新梳理、归整，逐步形成"以人为本""以患者为中心"的服务格局。

第九章　住院患者无陪伴保障体系的建立

住院患者无陪伴是需要全院多个职能部门共同参与的一项系统工程。优质、高效的支持系统是顺利开展住院患者无陪伴工作的重要保障，同时也是形成"行政后勤服务于临床一线，临床一线服务于患者"工作格局的坚强后盾。医院支持系统涵盖了上至医院领导支持系统，下至运送、保洁、设备、总务、后勤及各行政职能部门的保障体系，在无陪伴开展中发挥着重要的支撑作用。

第一节　医院层面保障支持

一、成立领导小组

医院成立以院长为组长的领导小组，将推进住院患者无陪伴列入目标管理范畴，组织召开患者公休座谈会和医护人员沟通论证会，广泛收集反响和建议，进行周密的部署，列出全院开展无陪伴工作计划，明确和落实各职能部门的职责和分工，在全院营造良好的工作氛围，充分调动全院员工的积极性，切实将住院患者无陪伴工作的开展作为全院共同奋斗的目标。

在开展落实的过程中，领导小组深入临床一线，听取患者和医务人员的意见和建议，发现和解决临床实施过程中存在的问题，落实各项保障措施，全院工作服务于临床。正是有院领导和护理部的全力支持，打下了坚实的基础，才有后期工作的顺利开展。

二、健全规章制度

落实无陪伴制度先行。为了保障住院患者无陪伴能够顺利有效地运行，必须具备健全的规章制度。医院综合考虑现状，经过多次修改，最终建立了无陪伴病房的各项规章制度。开展全院培训，保证每一位员工都能够知晓并落实相关规章。

通过召开公休座谈会以及患者的入院宣教，向每一位住院患者及家属明确医院相关制度，取得他们的理解和配合。比如探视管理制度规定，医院制作统一的探视证发放给家属，探视时间家属持探视证经保卫人员审核通过后，方可进入病区进行探视；家属探视时间为每日16：00～20：00，在16：00～17：30段，科主任和主治医生会在医生工作站耐心接待家属，主动向家属反馈患者治疗进展情况，解答家属咨询；遇到特殊情况比如择期手术或特殊检查等必须要家属到场时，责任护士会在前一日家属探视时间段对其进行告知并发放手术或检查通知单。健全的规章制度为住院患者无陪伴的顺利推进保驾护航。

三、完善环境设施

医院始终秉承"以人为本"的核心思想，设身处地为患者及家属解决实际困难。设立家属等候区，为家属提供了休息、等候的场所。针对等候手术的家属大厅内的大屏幕及广播室会随时通知手术进展情况。针对家在外地往返不方便者，病房医生可以第一时间在等候区联系到家属，不贻误治疗。

在CCU监护病房设置视频通话系统，家属与患者之间可进行双向可视对讲，家属通过远程视频动态了解患者的病情，也使患者能够与家属进行沟通，满足患者的心理需求。

第二节　医疗团队保障支持

一、医疗团队

在医疗活动中，医疗、护理是密不可分的一个整体。要将无陪伴顺利推行，病房医疗团队的大力支持必不可少。科主任重视和配合是开展无陪伴工作的有力保证。医疗团队的大力支持，主要体现在以下三个方面：①充分理解并肯定无陪伴工作；②三级医师查房由过去的每周1次变成每周3次，根据查房结果，及时修改治疗方案，快速开具医嘱，准确给予各项治疗护理，从整体上提高了医疗质量；③杜绝不必要的过度医疗，保障患者相关检查、检验项目有序进行，减少护士的重复劳动，让护士回归患者身旁；④注重与患者沟通，交代病情讲究技巧，使医患关系更加融洽和谐。

二、相关医技部门

医技部门由多个检查科室所组成，承担医疗诊断工作所需各种检查的重要任务，相关医技部门必须与临床科室密切配合，完善患者的相关检查流程、提高各系统检查技术水平，不断为无陪伴患者提供高效、优质的服务。

三、营养科

为了使包餐制更加贴近患者，在新患者入院后，由营养护理员向他们介绍医院的包餐制和营养膳食科学观念，并在医生的指导下，根据每个患者的病情推荐适合的膳食，包括普食、流质饮食、一日五餐的半流质和一日六餐的流质等等。并且营养师每日查房，根据患者的病情变化进行饮食的调整，给予一对一的科学配膳，为不能经口进食患者提供肠内营养支持治疗，为特殊疾病如糖尿病、肾病、高脂血症等患者制作治疗膳食，通过科学合理的膳食，达到更佳的治疗效果，是医院的第二药房。经过多年的实践考验，住院患者"包餐制"已经成为医院的一块金字招牌，受到了住院患者的交口称赞，为无陪伴工作的顺利开展奠定了坚实的基础。

第三节　职能部门保障支持

一、公关部

在开展无陪伴过程中，公关部积极宣传，制作了形式多样的宣传材料，向患者和家属宣传无陪伴开展的目的和意义。同时，在医院内部也大力营造浓厚的工作氛围，让每一位员工能够从思想层面认可、接受并且支持无陪伴的开展。

此外，公关部作为医院和外界媒体进行沟通的桥梁，通过组织专题采访、录制宣传片等形式，广泛宣传住院患者无陪伴的工作实质、经验方法及显著成效。同时，在医院官方网站上开辟专栏，讲述医院无陪伴病房的故事。通过以上多种形式的宣传，积极引导社会舆论，增强医院住院患者无陪伴的影响力。

二、人力资源部门

人力资源整合是管理中的重要内容，只有合理充足的人员配置，才能保障患者安全，提高护理服务质量。人力资源部门应根据医院护理人力现状，协同护理部对护理人力资源配置及需求进行调研，并按需充实临床护士数量，保证临床护理工作的需要及患者的需求。

（一）招聘护士

护理人员数量与患者安全紧密相关，充足、合理的护理人员配置是完成医院护理工作、保证医院护理质量的必备条件。医院高度重视护士人力资源的配备，优先保证临床护理岗位护士数量，协同护理部制定年度护士招聘计划，秉承公开、公平、公正、择优录取的原则招聘，扩增护士数量。只有保证充足的护理人力资源，才能使护士在医疗安全质量控制方面发挥重要作用，从而使患者获得优质的护理服务。

（二）招聘康复助理

康复助理是医院为保证无陪伴工作顺利进行，协助护理人员完成无陪伴病房生活护理工作的人员，是无陪伴医院人力资源系统中的重要组成部分。医院聘用并合理配备一定数量、经过规范培训并取得相应资质的康复助理，在责任护士的指导和监督下，对患者提供简单的基础护理工作等，使护理人员有更多的时间更好地执行治疗、健康教育，实施身心整体护理，让患者从中真正得到实惠，促进康复。医院对康复助理规范管理，不允许其代替护士从事治疗性护理专业技术工作，保证护理质量和医疗安全。

（三）招聘营养护理员

医院实行住院患者"营养包餐制"，由人力资源部门、护理部按不同病区、床位数测算开展无陪伴工作需要的专业营养师、营养护理员数量，经过统一招聘和规范化培训上岗。营养护理员需要具备相关部门开具的健康证明，经过岗前培训，考核通过后才能正式上岗。营养护理员协助专业营养师配餐和送餐。为了便于营养护理员的工作，设护士长岗位，负责日常的管理工作。医院充分利用现有空间和设备，整改营养膳食配制室，添置了送餐设备，实现送餐到病房。

第四节　后勤保障支持

医院后勤工作是整个医院管理工作的基础，贯穿于医院工作的每一个环节。"兵马未到，粮草先行。"医院的后勤就是医院各项工作的"粮草"，所以在保障医院各项工作方面它应该"先行"和"优先"。后勤和临床相辅相成，缺一不可，医院后勤工作作为医院的保障和支持系统，在开展无陪伴的工作中，发挥了非常重要的作用。

一、运送中心专业化

为加强全院服务临床一线意识，保障医务人员有更多的时间服务于患者，医院组建运送中心，设立护士长岗位，隶属护理部管理，制定岗位职责、工作标准、工作流程等。运送中心负责全院各病区的住院患者陪检、化验送检、药品领取、物资下送、消毒供应中心收污送洁等工作，为临床提供了 24 小时的服务，且要求准确、及时、安全，将护士从繁琐的事务性工作中解放出来，大大减轻了临床一线护士的工作负担。

二、药物配置中心化

建立静脉药物配置中心，采用现代化全封闭配液模式，临床长期治疗药液集中配制，并且根据临床需要分批配送，充分发挥了药师、专职护士和技术人员在配液中心的组合作用，不仅加强了对药物使用环节的控制、减轻了临床一线护士的工作负担，而且也保障了协同用药的安全性、准确性、可靠性和及时性。

三、消毒供应集中式

根据《消毒供应中心管理规范》的要求，消毒供应中心秉承服务于临床的理念，实施集中式中心供应规范管理模式，形成规范化的回收、清洗、包装、灭菌、发放的循环系统，供应全院重复使用的无菌物品和一次性医疗用品。集中式的管理模式不仅有利于污染器械整体清点、密封回收、快捷传送，有效地避免了其对患者、周边环境及设施的再污染，而且能够确保医疗器材的消毒工作按标准化的程序进行，保证无菌物品的质量控制和安全供应。

四、棉织品管理按需化

洗衣房负责棉织品管理，病房不再固定棉织品数量，按临床需求配送至各科室。每日有专门工作人员负责棉织品的收污送洁，污单不在病房内清点，既避免了对病房环境的污染，又节约了护士清点被服的时间。

五、物资配送网络化

建立信息化物资配送系统，实现物资配送的网络化管理。护士在物资配送系统输入统领申请，物资科接到申请单后，按照需求准备物品配送至病房，从而节约护士外出领取物资的时间。

六、设备维修及时化

设备总务等后勤科室实行责任制包区改革，改变原有服务模式，变被动服务为主动服务于临床科室，设备处人员定期到所负责科室进行巡查，为设备、仪器等进行检修保养，保证其处于正常状态。一旦出现异常情况，病房护理人员联系设备科，设备处及时处理，确保临床工作正常开展。

七、安全保卫全天候

安全保卫工作是医院安全生产的前提和基础，对消除治安隐患，保护医患人员人身安全，维护正常的工作秩序具有重要意义。医院规定家属探视时间为 16：00～20：00，为保证住院患者安全和安静的医疗环境，医院的公共通道门使用电磁锁及可视门禁。医院保卫处结合各个科室实际需求安排保卫人员，协助管理病区秩序，探视时间严格控制探视人数，对于产科、儿科等特殊科室，设立了 24 小时门卫制度，及时妥善处理化解各类矛盾，保证医院正常的医疗秩序。

第十章　无陪伴优质护理发展历程

第一节　试点病房建设

鉴于住院患者无陪伴是一项没有前人的经验可以借鉴的新模式，为了保证无陪伴的顺利实施，医院采用"试点病房"进而全院推广的方法，即在全院推行无陪伴初期，先在一个或几个病房试行无陪伴的设想和方案，同时发现、解决存在的问题，探索完善管理体制和运行机制，为全院推进积累经验，奠定良好基础。

一、总体策略

（一）服务理念转变：不等不靠主动服务

住院患者无陪伴强调"以人为本"的服务理念，因此需要转变护理人员的服务理念，由过去的"等靠家属"转变为"主动服务"。"人"重于"物"，患者是医院中最重要的人。护士要改变过去许多事情需要"等靠家属"的现状，将服务理念转变为"主动服务"。比如护士随时到患者床旁巡视、主动询问患者的需求、照顾患者的起居，以宽容的心、敏锐的观察、及时的安排、主动有效的服务对患者提供高质量的护理服务，用爱心、耐心、热心、细心和责任心服务好每一位患者，使患者感受到亲切、融洽、舒适，真正有了家一般的感觉。

（二）人力资源管理：优化人力资源配置，动态调配

护理部实施垂直管理。在护理人员数量方面，护理部充分保障试点病房的护士人数，建立机动护士库，有效应对护士工作量的动态变化，护理部依据护理工作的需求、患者数量、患者危重程度、护士休假等特殊情况进行合理调配，及时增加护士人力，满足临床工作需求。在护理人员岗位管理方面，建立符合无陪伴特点的护士分层级岗位管理制度，依据护士的工作能力、技术水平、年资、职称、学历等实施按能力择优竞争上岗，重新梳理修订各岗位职责、工作流程，体现能级对应，不同级别护士护理不同护理难度和数量的患者，并在绩效上体现多

劳多得、优绩优酬，最大限度地发挥护理人员主观能动性。

（三）排班方式优化：改变模式，弹性排班

在班次上，试点病房护理人员排班由过去的四班三运转的单一模式，变为白7-7，夜7-7的两班模式，减少了频繁交接班的次数和风险，护士对患者的病情更加了解。弹性排班，在高峰时期增强人力，满足患者的临床护理需求，保证患者安全，排班时也可兼顾护理人员的意愿以及患者需求，选择适宜的、最佳的排班方式。另外配备康复助理协助护理人员共同完成患者的基础护理工作，提高了护理工作效率，为患者提供更加优质、专业的护理服务。

（四）沟通模式改进：建立和谐关系

试点病房医护人员规避风险意识明显提升，医护人员重视与患者沟通，交代病情讲技巧，家属按规定时间探视患者，医护人员不再置身于患者和家属的"包围"中，每天医护直接服务于患者的时间增加了。医护人员对患者的辛勤付出感动了患者和家属，医患关系更加融洽和谐。

二、具体实施步骤

选择护理人员整体素质高、基础条件好、患者病情重、基础护理工作量大等能代表护理工作普遍性及反应护理工作特殊性的病房作为试点。同时病房护士长是启动试点病房的关键人员，要具有善于用敏锐的眼光和丰富的临床经验发现问题、解决问题、做好各方面组织协调工作的能力。神经内科病房收治患者多为脑梗死、脑出血、脑肿瘤的患者，生活大多不能自理，许多患者意识不清、瘫痪在床、二便失禁，是全院公认的患者多、危重患者多、陪伴家属多的科室。如果神经科试点成功，就意味着开启了无陪伴的通道，意义重大。因此医院决定把推行住院患者无陪伴的试点放在神经内科病房。

（一）加强人力，合理配置

为保证无陪伴试点病房的顺利进行，护理部调配人员保证试点病房各级人员配置到位。依据调整后的班次合理排班，修订的岗位职责、工作流程组织培训，完善各项护理制度，细化考核标准，使护理人员工作有据可依。改变过去的患者管理模式，对危重患者集中管理，三级技术护士负责，体现能级对应，保证医疗护理安全。康复助理协助责任护士共同完成患者的基础护理工作，护士工作更加高效。

（二）加强宣传，营造氛围

制定无陪伴病房入院须知，召开公休座谈会，向患者及家属介绍无陪伴相关

规定，解答疑问，消除顾虑。在取消陪伴的前一周，护理部主任、病房护士长走访每一位患者，与其深入沟通，宣传医院此举措的目的"为患者创造良好的就医环境、解决家属的困难"，取得他们支持。另外以宣传墙、张贴海报、发放宣传手册、温馨提示卡等多种形式向患者、家属乃至全社会进行宣传，营造无陪伴试点病房的氛围。在取得患者及家属支持的前提下为在院患者发放医患联系卡，做好联系方式的登记，为无陪伴的顺利推进奠定基础。

（三）协调配合，加强保障

全院联动，各职能部门全力配合。住院处发放无陪伴住院须知；保卫处协助管理病房秩序；营养护理员订餐、协助喂饭；总务处、设备处、物资处配合临床及时维修、购置护理器材和设备如多功能治疗车、加长床档、过床桌等；配液中心进行液体集中配制，共同保证无陪伴工作的顺利开展。

（四）阶段评价，持续改进

实施无陪伴后，医院密切关注试点病房内工作情况及患者家属反馈，每日探视时间广泛征求意见，随时解决问题。阶段性评价内容包括：对无陪伴病房的管理、对病房的环境秩序、对护理人员的服务态度、及时有效地观察病情、对护理质量、对"一日清单"的费用记载情况等项目的满意度。

三、试点病房的实施效果

无陪伴试点病房在神经内科的开展，得到了医、护、患及家属的认可和好评，问卷调查结果显示各项评价满意度均为100%，同时神经内科各项医疗管理指标普遍提升，试点病房宣告成功。医院将患者和家属接受程度的巨大变化、无陪伴带给医疗质量、医患关系的深层次改进的第一手资料，组织编写了多媒体宣传片，在全院干部、职工中大力宣传。

第二节　全面开展无陪伴病房建设

成功离不开坚持不懈的努力。在每件事情的开头都必须付出艰巨的努力，在持续的改善和提升中蕴藏了巨大的力量，终将步入平稳发展的正轨。无陪伴在神经内科试行获得成功，为全院全面铺开奠定了信心，积累了经验。医院制定推进无陪伴的计划与进度安排，以试点病房开展各项护理管理、临床护理为平台，按照"典型引路，以点带面，逐步推广"的工作思路，全院以平均每周铺开一个无陪伴病房的速度，各个击破，形成统一、规范的整体。

一、无陪伴病房管理实践

(一) 科室分类，人员测算

人力资源保障是推行无陪伴的前提。按工作量和危重患者数量将科室分为三类，Ⅰ类科室患者病情危重、自理能力差；Ⅱ类科室患者病情较重、大手术患者多；Ⅲ类科室患者数量相对较少，病情较稳定。各科室根据实际情况上报本科成为无陪伴病房所需人员情况。再将每个病房实际人员情况和所需增加人员的情况按不同层次、不同岗位分类进行比较和测算。

(二) 修订岗位职责及工作流程

参考神经内科试点病房成功的经验，护理部分别修订内、外系不同的岗位职责及工作流程，经研讨、确定、试运行、再修订后统一印制并发放到各病房，并进行全院统一培训，以达到同质化。

(三) 准备充分，按时实施

护理部组织召开经验交流会，下一批试点病房护士长与护理骨干听取神经内科护士长就推行无陪伴工作的经验介绍，并将开展无陪伴后可能遇到的具体问题进行沟通，并深入神经内科病房进行观摩学习。调配部分有无陪伴开展经验的护理人员及康复助理至新的试点病房，起到传、帮、带的作用。组织该试点病房医护人员根据本科室特点，针对具体情况进行讨论、分析，提出问题和困难，全院职能部门予以大力协助。

(四) 全院联动，加强保障

保卫处针对逐步铺开的无陪伴病房加大人力投入；总务处、物资处、设备处为配合临床的维修、设备准备建立系统完善的流程；信息管理中心为试点病房发放移动电话及电话卡，方便特殊情况下及时与家属取得联系等。

(五) 加强督导，按时推进

护理部对已实施无陪伴试点病房工作进行督导，保证护理服务措施的落实；定期分析无陪伴试点病房的实施效果及存在问题，并进行总结分析，及时梳理需首要解决的关键问题并提出整改意见，本着"边推进、边实践、边总结"的策略，不断完善工作程序；同时就下一步推进无陪伴计划做出具体安排，确保无陪伴病房稳步、有序、按计划顺利推进。

(六) 深化服务，持续改进

护理部就开展无陪伴后"安全问题""如何以优质服务来取得患者的支持，

赢得家属的信任""如何优化护理工作"及"工作小窍门"等进行经验分享，比如特殊检查、治疗、要提前告知患者及家属，提前询问患者的需求并通知家属，使家属探视时间即可解决，减少家属往返医院次数；患者夜间入睡前将所需物放到容易拿到的位置；活动不便的患者拿暖瓶很危险，护士将其放到患者够不到的地方等，达到相互学习、共促发展的目的，从而使工作环节更加细化、规范化。

二、无陪伴病房推进效果

（一）病房环境显著改善

住院患者无陪伴使病房内难以控制的家属陪护和无序探视的问题得以解决，不仅解决了住院患者家属的两大难题：送饭及陪伴，减轻了家属负担，同时减少外源性感染的风险，为患者造就良好的住院环境；另外由于外来人员减少，卫生条件亦显著改善，无陪伴为患者创造了"静、净、敬"的环境，造就了医院"内环境"的一片净土。于患者而言良好的就医环境满足了心理生理需要，于医护人员而言良好的工作环境保障了医疗安全质量需要。

（二）护理质量显著提升

无陪伴病房的推行使得医护人员规避风险意识明显提升，增强了团队精神。①将"以患者为中心"落到实处，从患者的基础护理、生活护理为切入点，针对患者个性化的问题做到及时准确的评估患者，使患者得到从生理到心理的全方位护理。同时提高护理人员的主动工作意识，从患者入院时就主动了解患者的生活习惯，家庭状况等，真正做到对患者实施身心的整体护理，充分体现了人性化服务。②取消家属陪伴后，危重患者护理质量、病房管理质量、基础护理质量、护理文件书写质量、健康教育质量等合格率明显提升。

三、拓展思维，进一步推动无陪伴开展

CCU 实施视频探视制度，家属等候区安装了 6 个视频电话，患者每天通过视频和亲人见见面，说说话，有效解决了为避免感染严禁陪伴探视与家属无法直视患者而心情焦虑之间的矛盾。同时病房值班医生来到家属等候区，为家属交代、解释患者病情。这些举措有力地推动了无陪伴护理的深入开展。

四、无陪伴病房创建实例

"完不成任务，我就辞职做百姓。"

——神经内科护士长

"患者不愿意让亲人离开，原因只有一个，就是担心我们做得不如家属好。

如果我们做好了，而且比家属还周到细致，患者自然就平静了放心了。所以，从我做起，尽快培养起自己把患者当亲人的意识，给患者创造一个像家里一样温暖的休养环境。"

——肝胆外科护士长

【实例1】 取消陪伴的第一个早晨，本应下夜班回家的小荆护士没有走，她护理的一位奶奶是一个脑出血后遗症患者，神志不清，不能自理，一切生活都需要家人照料，所以，取消家属陪伴，家里可是一千个不同意，一万个不放心。小荆打了盆热水悄悄地来到奶奶床旁，先用手试试水温，然后从头到脚，仔细地给奶奶擦洗，更换衣衫，整理床单位，足用了1个多小时的时间，奶奶的老伴站在一旁，把一切都看在眼里，望着干干净净舒舒服服躺在床上的老伴，再看看满头大汗的小荆，大爷挑起了大拇指说："连我们的儿女也没有像你们这样的耐心，这样的细致周到，把老伴交给你们，我放一百个心。"

【实例2】 刚开始实行无陪伴时，神经内科住进了一位离休老干部，他儿子听说医院实行住院患者无陪伴，一下就"火"了起来，态度生硬地对护士长说："我爸爸是老干部，你们不让家属陪伴，他出了问题你们担当得起吗？""我们会对患者负责到底"，护士长耐心地解释，但对方依然不接受死活不离开病房，把马扎往地下一摔说"看谁敢把我往外推？"那位不肯离去的老干部的儿子，在病房呆了整整两天后，主动找到护士长说："我错了，你们做得的确比我这个当儿子的强。我爸爸也说人家护理人员是内行，而且态度也好，你在这儿呆着既耽误自己上班，也影响人家工作，快点走吧。"

【实例3】 一位60多岁患脑梗死的老爷爷坚决要求家属陪伴，为此，在一天的护理过程中，他先后摁呼叫器50余次，只要护理人员一离开就摁呼叫器，要求护理人员一直陪在他的身边，他对邻床的患者说："我这样做就是想看看护士们能不能跟自己的亲属那样，随叫随到嘛事都管。"为了让老爷爷更放心地住院，病房护士长特意安排了一位经验丰富的高年资护士专门照顾他，这位护士面对老爷爷的责难，依旧如故，端来热水，从上到下给大爷洗脸擦身喂饭。面对这一切大爷彻底感动了，说："明天没事我不按铃了，我告诉儿女们别往医院跑了，护理人员随叫随到，跟亲闺女似的。"

【实例4】 小任是运送中心一名普通的护士，几年来一直担任着夜班运送工作。乔迁新大楼后，患者骤增，工作量大幅度增加，小任深知这一点。4月的一天，她的父亲因病去世。当天正是夜班，她考虑再三，在公与私的考验面前，她选择了前者。她像往常一样到岗上班，给大家唯一不一样的感觉是：今天的任老师脸上红红的，像被风吹过，眼皮略显肿胀，当别人问及时，她开玩笑地说：

"今天脸皱了。"随后就强忍悲痛投入工作，她在没人的地方偷偷擦去眼泪。最终小任坚持上完了夜班才回家。这件看起来很普通的事情，但对于一个失去父亲的女儿来讲，真正做到谈何容易。

【实例5】有一位患者这样说："表面上的'秀'谁都可以做，但'以患者为中心'的真情流露却不容易做到，因为它不是说出来，而是由患者在不经意间能感受到和体会到的。通过护理人员灿烂的微笑、温柔的话语、亲切的目光以及准确及时到位的护理，让患者感受到了如家的温暖，感受到了亲人般的呵护"。

第三节　无陪伴优质护理实践

随着住院患者无陪伴的深入开展，2010年国家卫生行政部门开展了"优质护理服务示范工程"活动，护理部随即在全院病房开展优质护理，覆盖面达100%。近年来，始终围绕原国家卫计委工作宗旨，以患者满意，社会满意、政府满意为目标，坚持以改善护理服务、丰富护理内涵、提高护理质量为重点，不断深化无陪伴优质护理服务内涵，为患者提供全程规范化护理服务。以加强护士队伍建设为切入点，实施护理人员分层级岗位管理，坚持合理用人、弹性排班，健全绩效考核机制，改善护士待遇，充分调动护士积极性，促进护士职业生涯发展。

一、多措并举全方位支持，推进优质护理顺利前行

医院将深化优质护理作为"一把手"工程，护理部垂直管理，责权利统一，确保了优质护理工作顺利开展。加强护理岗位管理，建立新绩效管理体系，将护士岗位分级与薪酬分配、晋升晋级等有机结合，依托工作量、工作风险等评价要素，实现高风险、高待遇，有效调动护士工作积极性。注重护士职业发展，选派优秀护理骨干千余人次赴国内外知名医院进修学习，培养国际国内专科资质认证的专科护士百余名，形成了一支精护理、重素养、讲协作的护理团队。优质护理，制度先行。不断完善护理规章制度，包括优质护理制度、护理常规、服务指南、技术规范等，这些都使得护理工作有章可循、有据可依，为工作顺利开展奠定了良好基础。

二、系统化护理质量与安全管理体系保障患者安全

加强护理风险管理，先后建立意外跌倒、非计划拔管、压疮、生活自理能力、深静脉血栓、失禁相关性皮炎等十余项风险评估系统，对患者从入院到出院

进行全面评估。不断修订预防意外跌倒评估工具，将单因素得分低的项目直接列入高危人群，将发热、乏力及糖尿病、前列腺疾病分别纳入评估表中症状及疾病条目中，提高评估的准确性；完善住院患者非计划拔管评估系统，将护理措施制定为基础防范措施和高危防范措施，简便易行，针对性强，从而更好降低护理风险，保障患者安全。

依托护理部三级质量管理体系，不断完善无陪伴病房护理质量评价标准，内容涵盖"以患者为中心"的整体护理、分级护理、危重患者及围手术期患者护理、健康教育等，患者安全专项检查包括临床用药、预防意外跌倒、患者交接等，通过现场检查、访视患者等方法评估责任护士对患者病情观察、治疗、护理、健康指导等全程护理工作的落实情况。运用PDCA等管理工具进行护理质量持续改进，达到质量不断提升。加强护理信息化建设，实现全程护理在患者床旁完成、护理质量实时监控、护理人员动态调配、护理敏感质量指标数据实时传报。护理敏感质量指标数据可及时与本市、国家数据分析对比，实现院内科室之间、同行业之间的横向纵向对比，为评价护理质量及持续改进提供数据基础，实现质量安全的整体闭环管理。

三、拓宽优质护理服务广度，更好惠及人民群众

拓宽优质护理服务广度，将优质护理服务延伸到门急诊、手术室、血液净化中心等特殊科室，为患者提供全方位、全周期的最优照护。同时，为更好满足出院患者的健康需求，保证优质护理服务的连续性，医院成立了延续服务中心，更好惠及广大人民群众。

（一）门急诊优质护理实践

为了进一步创新服务模式，门诊开展分时段网上预约就诊流程再造，缩短患者就医等候时间。提供人性化服务措施，进行多元化健康指导，制作健康教育展板，发放健康处方，播放健康操等舒缓患者候诊期间焦虑。加强与患者沟通交流，规范门诊常见场景交流用语，制作《门诊服务规范一百问解答》，努力做到让人民群众便捷就医、安全就医、明白就医。

实现急诊预检分诊信息化，科学有效安排患者就诊，保证危重患者及时救治。建立完善的分级转运标准和"ISBAR"交接模式，规范急诊与临床科室间的转运交接，提高转运效率，保证转运患者安全。建立早期预警评分等8项评估系统，及时预见患者病情发展趋势，为患者争取抢救时间。注重就医体验，对留观大于24小时的患者及抢救室患者家属发放满意度问卷，及时优化服务流程，为患者提供满意服务。

（二）手术室优质护理实践

为配合首台手术开台时间，对相应的工作流程进行改进并优化，包括简化晨间交接班流程、优化手术患者接入流程，使得首台手术开台时间精准保持在目标范围内，惠及了所有手术患者。实行弹性排班，根据次日手术量合理安排手术护士班次，增加以白班为主的可调控机动护士数量，使手术室人力资源有效利用，提高了护士的工作满意度。建立"全程、无缝隙"整体护理服务模式，包括术前访视、术中陪护、术后回访，同时，在术中设置患者家属咨询服务岗，为家属提供"清晰化"服务，在充分体现人文关怀的同时，更好保证手术室护理质量。

（三）延续护理

延续护理已成为优质护理的重要组成部分。医院成立延续服务中心，安排临床经验丰富的专职人员负责住院、门诊、社区及家庭的对接。以多学科合作为基础，开展涵盖肝硬化、脑梗死、冠心病等常见慢性病的延续服务。加入中国南丁格尔志愿护理服务总队，深入社区，开展以疾病预防、慢性病家庭自我护理等为主题的健康讲座及培训活动，发放健康宣传材料，开展护理咨询，把健康知识传播到整个社会，让人民群众得到实实在在的实惠。

附录 1　住院患者意外跌倒危险因素评估

住院患者意外跌倒危险因素评估表 I

评分标准（分）	年龄（岁）	跌倒史（次）	意识状态	活动状态	身体平衡	步态	合作程度
4	<65	无	正常	独立	正常	稳定	患者合作/家属合作
3	65~70	1	判断力下降	卧床	旋转时不稳定	卧床	患者合作家属不合作
2	71~80	2	间歇混乱	1人扶助	站立/走无平衡	不稳定	患者不合作家属合作
1	>80	>2	判断力错误	>1人扶助	入设备辅助	异常步态	患者/家属不合作

住院患者意外跌倒危险因素评估表 II

评分标准（分）	疾病（项）	症状（项）	常复方用药（项）
	①骨关节病②骨折（史）③足疾④贫血⑤脑血管疾病⑥帕金森⑦精神疾病⑧癫痫（史）⑨骨质疏松⑩肺/肝性脑病⑪糖尿病⑫前列腺疾病	①低/高血压②眩晕（史）③腹泻④尿频⑤疼痛⑥视力障碍⑦引流管（瓶）⑧乏力⑨发热	①镇静药②抗心失律常药③扩血管药④强心苷类⑤利尿药⑥降压药⑦抗精神病药⑧抗精神病药
4	无	无	无/1
3	1~2	1	2~3
2	3~4	2	4~5
1	>4	>2	>5

注：满分40分，<25分或2个单因素得1分者为高危人群，有发生跌倒的危险，建议采取预防措施。

附录2　深静脉血栓形成风险评估

外科住院患者深静脉血栓形成风险评估表

第一步：与临床有关的风险因子（基线风险因子）

1分	2分	3分	5分
□小手术	□大手术（≤3个月，无并发症） □腹腔镜 □恶性肿瘤/化疗 □中心静脉置管（CVC） □下肢石膏托固定/下肢麻痹 □卵巢切除术，无阴道子宫切除 □经阴道宫颈癌切除术，无卵巢切除 □乳癌切除术和重建的腋窝淋巴结清扫术 □开腹胆囊切除术	□大手术（≤3个月，有并发症） □肺功能异常 □单侧下肢疼痛 □呼吸机辅助（MV） □重症感染/脓毒症 □经腹部切除卵巢癌手术 □根治性前列腺癌切除术 □胃癌手术 □食管癌手术	□多发伤 □复杂外伤 □急性脊髓损伤 □大型下肢关节成形术 □下肢皮温及颜色改变 □足背动脉搏动弱/消失 □腓肠肌疼痛/腓肠肌压痛 □下肢肿胀，腓肠肌较对侧粗>3cm □胰腺癌切除术 □肝癌切除术 □大肠癌切除术 □转移癌的肝切除术

基线风险因子得分：＿＿＿＿＿＿＿＿＿（≥5分，请直接到第四步；<5分，继续第二步）。

第二步：与患者有关的风险因子（附加风险因子）

1分	2分	3分
□41~59岁 □吸烟>15支/天 □静脉曲张 □怀孕或产后（<1个月） □服避孕药/激素替代疗法 □死胎史，反复自然流产（≥3次） □糖尿病史包括1型和2型	□60~75岁 □卧床>72小时	□>75岁 □DVT/PE家族史

附加风险因子得分：＿＿＿＿＿＿＿＿＿。

第三步：全面危险因子得分（基线＋附加） _____

第四步：评分标准及护理措施

无危险人群 （0 分）	低风险人群 （1 分）	中等风险人群 （2 分）	高风险人群 （3～4 分）	最高风险人群 （5 分）
无需任何处理	鼓励并督促患者多活动	单纯采用物理方法： 非手术患者：①能下床活动的患者，鼓励并督促患者每隔 2 小时下床活动 15min；②不能下床患者，鼓励并督促患者在床上主动进行足踝运动，做膝关节屈、伸活动和直腿抬高训练，每次锻炼 3min，并定时更换体位 手术后患者：①术后即开始翻身、按摩，由远端至近端被动按摩四肢，并适当地抬高下肢每天 4～6 次，每次 20～30min，并抬高患肢 25°～30°；②采取间歇充气装置、压力梯度长袜治疗，每日 2 次，每次 20～30 min	单纯采用物理方法＋建议医生采取药物预防	单纯采用物理方法＋强烈建议医生采取药物预防

内科住院患者深静脉血栓形成风险评估表

第一步：与临床有关的危险因子（基线风险因子）

1分	2分	3分	5分
□肝硬化失代偿期 □急性哮喘	□急性炎症性肠道疾病 □没有瘫痪的缺血性脑卒中 □休克患者 □慢性肾衰竭急性发作期 □没有血液透析的急性肾衰竭 □风湿疾病的急性发作 □感染性心内膜炎 □肺炎	□COPD □心力衰竭，心功能Ⅲ级 □DVT/PE史 □肺水肿 □骨髓异常增生 □重症感染/脓毒症 □心肌梗死等血栓史	□急性缺血性脑卒中瘫痪 □需要治疗的活动期恶性肿瘤

基线风险因子得分：_____（≥5分，请直接到第四步；<5分，继续第二步）。

第二步：与患者有关的危险因子（附加风险因子）

1分	2分	3分
□1~59岁 □吸烟>15支/天 □静脉曲张 □怀孕或产后（<1个月） □服避孕药/激素替代疗法 □死胎史，反复自然流产（≥3次） □糖尿病史包括1型和2型	□60~75岁 □卧床>72小时	□>75岁 □DVT/PE家族史

附加风险因子得分：_____。

第三步：全面危险因子得分（基线＋附加）_____

第四步：评分标准及护理措施

无危险人群 （0分）	低风险人群 （1分）	中等风险人群（2分）	高风险人群 （3~4分）	最高风险人群 （5分）
无需任何处理	鼓励并督促患者多活动	单纯采用物理方法 卧床患者：①能自主活动患者：鼓励并督促患者在床上主动进行足踝运动，做膝关节屈、伸活动和直腿抬高训练，每次锻炼3min，并定时更换体位；②不能自主活动患者：协助鼓励患者在床上		

无危险人群 （0分）	低风险人群 （1分）	中等风险人群（2分）	高风险人群 （3~4分）	最高风险人群 （5分）
无需任何处理	鼓励并督促患者多活动	被动进行活动，由远端至近端被动按摩四肢，并适当地抬高下肢每天4~6次，每次20~30 min，并抬高患肢25°~30°。采取间歇充气装置、压力梯度长袜治疗，每日2次，每次20~30 min 非卧床患者：能自主活动的患者，鼓励并督促患者每隔2小时下床活动15 min	单纯采用物理方法＋建议医生采取药物预防	单纯采用物理方法＋强烈建议医生采取药物预防

附录3 改良早期预警评分 （MEWS）

改良早期预警评分 （MEWS）

参数	分值						
	3	2	1	0	1	2	3
收缩压 （mmHg）	<70	71～80	81～100	101～199		≥200	
心率 （次/分）		<40	41～50	51～100	101～111	112～129	≥130
呼吸 （次/分）		<9		9～14	15～20	21～29	≥30
AVPU 评分				清醒	对声音有反应	对疼痛有反应	无反应
体温 （℃）		<35.0		35.0～38.4		>38.4	

注：AVPU：A 为反应；V 为对声音有反应；P 为对疼痛有反应；U 为无反应。

改良早期预警评分监护预案分级

预案级别	触发条件 （MEWS 分值）	生命体征监测频率	其他措施
1 级	0 分	1 次/8 小时	
2 级	1～2 分	1 次/4 小时	
3 级	3 分	1 次/1 小时	通知医生处理
4 级	4～5 分	1 次/30 分	通知医生立即查看处理
5 级	>5 分	1 次/15 分	立即通知医生并做好抢救准备

注：1. 如为单项3分者为触发4级。

2. 生命体征监测包括体温、心率、血压、呼吸、脉搏及意识状态（AVPU）等。

附录 4   生活自理能力评定

自理能力分级

自理能力等级	等级划分标准	需要照护程度
重度依赖	总分≤40 分	全部需要他人照护
中度依赖	总分 41 ~ 60 分	大部分需他人照护
轻度依赖	总分 61 ~ 99 分	少部分需他人照护
无需依赖	总分 100 分	无需他人照护

说明：采用 arthel 指数评定量表对患者进行自理能力评分。

Barthel 指数评定量表

序号	项目	完全独立	需部分帮助	需极大帮助	完全依赖帮助
1	进食	10	5	0	–
2	洗澡	5	0	–	–
3	修饰	5	0	–	–
4	穿衣	10	5	0	–
5	控制大便	10	5	0	–
6	控制小便	10	5	0	–
7	如厕	10	5	0	–
8	床椅转移	15	10	5	0
9	平地行走	15	10	5	0
10	上下楼梯	10	5	0	–

Barthel 指数总分：_____分

注：根据患者实际情况，在每个项目对应的得分上划√

将 10 个项目分值相加即得患者 Barthel 指数总分。

Barthel 指数评定细则

1. 进食

用合适的餐具将食物由容器送到口中，包括用筷子、勺子或叉子取食物、对碗（碟）的把持、咀嚼、吞咽等过程。

10 分：可独立进食（在合理的时间内独立进食准备好的食物）。

5 分：需部分帮助（前述某个步骤需要一定帮助）。

0 分：需极大帮助或完全依赖他人或留置胃管。

2. 洗澡

5分：准备好洗澡水后，可自己独立完成洗澡过程。

0分：在洗澡过程中需他人帮助。

3. 修饰

包括洗脸、刷牙、梳头、刮脸等。

5分：可自己独立完成。

0分：需他人帮助。

4. 穿衣

包括穿（脱）衣服、系扣子、拉拉链、穿（脱）鞋袜、系鞋带等。

10分：可独立完成。

5分：需部分帮助（能自己穿或脱，但需他人帮助整理衣物、系扣子、拉拉链、系鞋带等）。

0分：需极大帮助或完全依赖他人。

5. 控制大便

10分：可控制大便。

5分：偶尔失控，或需他人提示。

0分：完全失控。

6. 控制小便

10分：可控制小便。

5分：偶尔失控，或需他人提示。

0分：完全失控，或留置导尿管。

7. 如厕

包括去厕所、解开衣裤、擦净、整理衣裤、冲水等过程。

10分：可独立完成。

5分：需部分帮助（需他人搀扶、需他人帮忙冲水或整理衣裤等）。

0分：需极大帮助或完全依赖他人。

8. 床椅转移

15分：可独立完成。

10分：需部分帮助（少量帮助，需1人搀扶或言语指导；或使用拐杖、助行器等辅助用具）。

5分：需极大帮助（需2人帮助，患者能坐）。

0分：完全依赖他人（患者不能坐）。

9. 平地行走

15 分：可独立在平地上行走 45m（可在病房周围活动，不包括走远路）。

10 分：需部分帮助（需 1 人帮助，搀扶或言语指导；或使用拐杖、助行器等辅助用具）。

5 分：需极大帮助（较大程度上依赖他人）。

0 分：完全依赖他人（患者不能动）。

10. 上下楼梯

10 分：可独立上下楼梯。

5 分：需部分帮助（需扶楼梯、他人搀扶，或使用拐杖等）。

0 分：需极大帮助或完全依赖他人。

附录5　压疮危险因素评估

Norton 压疮危险因素评估表

项目	4 分	3 分	2 分	1 分
身体状况	好	一般	不好	极差
精神状况	思维敏捷	无动于衷	不合逻辑	昏迷
活动能力	可以走动	帮助下可以走动	坐轮椅	卧床
灵活程度	行动自如	轻微受限	非常受限	不能活动
失禁情况	无失禁	偶有失禁	经常失禁	大、小便完全失禁

注：评分≤14 分，则患者有发生压疮的危险，建议采取预防措施。

Braden 压疮危险因素评估表

得分项目	1 分	2 分	3 分	4 分
感觉	完全受限	非常受限	轻微受限	未受损
潮湿	持续潮湿	潮湿	有时潮湿	很少潮湿
活动力	限制卧床	可以坐椅子	偶尔行走	经常行走
移动力	完全无法移动	严重受限	轻度受限	不受限
营养	非常差	可能不足够	足够	非常好
摩擦力和剪力	有问题	有潜在问题	无明显问题	—

注：评分≤18 分，提示患者有发生压疮的危险，建议采取预防措施。

附录6　疼痛评估

WHO 疼痛分级标准

分级	临床分级标准
0 级	无疼痛
1 级（轻度疼痛）	平卧时无疼痛，翻身咳嗽时有轻度疼痛，但可以忍受，睡眠不受影响
2 级（中度疼痛）	静卧时疼痛，翻身咳嗽时加剧，不能忍受，睡眠受干扰，要求用镇痛药
3 级（重度疼痛）	静卧时疼痛剧烈，不能忍受，睡眠严重受干扰，需要用镇痛药

0　　　　　1　　　　2　　　　3　　　　4　　　　5
不痛　　　微痛　　有些痛　　很痛　　疼痛剧烈　疼痛难忍
No Pain　　　　　　　　　　　　　　　　　　　　Worst Plan Ever

图附录6－1　Wong－Banker 面部表情量表法

附录7 静脉炎评估

静脉炎分级标准

级别	临床分级标准
0 级	没有症状
1 级	输液部位发红伴有或不伴有疼痛
2 级	输液部位疼痛伴有发红和（或）水肿
3 级	输液部位疼痛伴有发红和（或）水肿，条索状物形成，可触摸到条索状静脉
4 级	输液部位疼痛伴有发红和（或）水肿，条索状物形成，可触及的静脉条索状物长度 >2.5cm，有脓液流出

注：此表为《美国静脉输液护理学会静脉治疗护理实践标准（2006 版）》。

附录8 糖尿病足评估

糖尿病足的 Wagner 分级法

分级	临床表现
0 级	有发生足溃疡的危险因素，目前无溃疡
1 级	表面溃疡，临床上无感染
2 级	较深的溃疡，常合并软组织炎，无脓肿或骨的感染
3 级	深度感染，伴有骨组织病变或脓肿
4 级	局限性坏疽（趾、足跟或前足背）
5 级	全足坏疽

附录9　格拉斯哥昏迷评分（GCS）

格拉斯哥昏迷评分（GCS）

评分项目	分值	评估内容
睁眼反应	4	正常睁眼（自动睁眼）
	3	呼唤睁眼
	2	刺痛睁眼
	1	不睁眼
言语反应	5	回答切题
	4	回答不切题
	3	答非所问
	2	只能发音
	1	不能言语
运动反应	6	可按指令动作
	5	疼痛刺激能定位
	4	疼痛刺激有肢体回缩
	3	疼痛刺激时肢体过度屈曲
	2	疼痛刺激时肢体过度伸展
	1	对疼痛刺激无动作

注：总分15分，最低3分。昏迷程度以三者加总来评估，分值越高提示意识状态越好，14分以上属于正常状态，昏迷程度越重者总分越低，≤7分提示浅昏迷，3分提示深昏迷或预后极差。

附录10 失禁相关性皮炎 （IAD） 评估

会阴部皮肤评估工具 （PAT）

评估项目	1分	2分	3分
刺激物类型	成形的粪便和（或）尿液	软便混合或未混合尿液	水样便和（或）尿液
刺激时间	床单（尿布）至少或少于每8小时更换	床单（尿布）至少每4小时更换	床单（尿布）至少每小时更换
会阴皮肤状况	皮肤干燥，完整	红斑，皮炎合并或不合并念珠菌感染	皮肤剥落，糜烂合并或不合并皮炎
影响因素：低蛋白，感染，管饲营养或其他	0~1个影响因素	2个影响因素	3个（含以上）影响因素

注：各子量表有1分（最差）到3分（最佳），总分4~12分，分数越高表示发生失禁性皮炎危险性越高。在4~6分之间属于低危险人群；7~12分属于高危险人群。

IAD 严重程度分类工具

IAD 严重程度	迹象
0 级——皮肤完好（有风险）	与身体其他部分相比，皮肤是正常的（无IAD迹象）
1 级——发红，但皮肤完好（温和）	红斑 +/－水肿
2 级——发红，皮肤破裂（中重度）	红斑 +/－水肿 +/－水疱/大疱皮肤溃烂

注：1. 对肤色较深暗的患者，局部受损皮肤颜色可能变白，变深，深红色或黄色。如果患者没有失禁，则病情不属于IAD。

2. 成人失禁相关性皮炎护理实践专家共识2017 年。

参 考 文 献

[1] 李继平，刘义兰. 护理管理黄金法则. 北京：人民卫生出版社，2015.

[2] 温秀贤，张义辉. 优质护理临床实践. 上海：上海科学技术出版社，2012.

[3] 叶文琴，王筱慧，张伟英. 实用医院护理人力资源管理学. 北京：科学出版社，2017.

[4] 成翼娟. 从敬业到精业——华西护理创新管理. 北京：人民卫生出版社，2012.

[5] 卢根娣，张晓萍. 护理岗位管理. 上海：第二军医大学出版社，2013.

[6] 桂克全. 解密华西. 北京：光明日报出版社，2014.

[7] 金静芬. 护理之道 百年传承. 杭州：西泠印社出版社，2017.

[8] 张中南. 唤醒医疗. 长春：吉林科学技术出版社，2011.

[9] 杨叔禹，姜杰. 从规模发展到精细化服务——大型公立医院转型的探索与实践. 北京：人民军医出版社，2015.

[10] 尼古拉斯·拉鲁索，芭芭拉·斯珀里尔，吉安里克·法鲁吉雅. 向世界最好的医院学创新. 北京：机械工业出版社，2016.

[11] 菲利普·科特勒. 向世界最好的医院学管理. 北京：机械工业出版社，2015.

[12] 陈晋. 护理样本. 北京：光明日报出版社，2014.

[13] 李冰，侯明珍. 新编护理质量持续改进指南. 北京：人民军医出版社，2013.

[14] 陈玉枝，林丽华，陈碧惠，等. 护理品质管理. 台湾：华杏出版股份有限公司，2015.

[15] 林荣瑞. 品质管理. 厦门：厦门大学出版社，2015.

[16] 江艳玲，林岳儒. 品质精细化管理. 深圳：海天出版社，2011.

[17] 王建安. 活学活用 PDCA：医院持续质量改进 70 例. 北京：光明日报出版社，2014.

[18] 杨顺秋，吴殿源. 现代实用护理管理. 北京：军事医学科学出版社，2003.

[19] 么莉. 护理敏感质量指标实用手册（2016 年）. 北京：人民卫生出版社，2016.

[20] 李春燕，尚少梅，王泠，等. 成人失禁相关性皮炎护理实践专家共识. 北京：北京护理学会 北京大学护理学院 北京市护理质量控制与改进中心，2017.

[21] 中华人民共和国卫生部. 临床护理实践指南（2011 版）. 北京：人民军医出版社，2011.

[22] 王曙红. 临床护理评价量表及应用. 长沙：湖南科学技术出版社，2011.

[23] 么莉，吴欣娟. 《静脉治疗护理技术操作规范》及《护理分级》应用指南. 北京：人民卫生出版社，2017.

[24] 刘俐，吴琳娜. 疼痛护理手册. 成都：四川大学出版社，2013.

后　记

　　《无陪伴优质护理服务》这本书经过了四十余位护理管理者两年时间的深入调研、编写策划与精心创作，终于在今天得以出版问世。此时此刻，我们内心充满着感动与幸福。在过去两年里，我们对经历无陪伴发展始终的护士、医生、职能部门、患者及其家属多次访谈，收集他们对无陪伴的印象；我们从医院公关部门调取资料，查看近年来媒体和社会各界对我们的评价。在此，对所有给予我们帮助的可爱的人们致以最真挚的感谢！

　　回眸过去的十三年，无陪伴在天津市第三中心医院落地生根，如今已长成枝繁叶茂的参天大树。伴随着国家卫生政策的变迁，"以患者为中心的优质护理""没有全民健康、就没有全面小康"等理念的提出，无陪伴优质护理也在适应时代发展和人民群众健康需求而不断改革创新。为了更好传播无陪伴优质护理理念，宣传无陪伴优质护理文化，我们克服重重困难，为读者编写了本书，系统介绍了无陪伴优质护理的具体做法和实施成效，内容通俗易懂，易于操作，旨在为大家呈现一个立体式的多维护理管理模式和方法，以供参考和借鉴。

　　"一万年太久，只争朝夕"。放眼未来，护理事业的发展机遇与挑战并存。我们护理团队愿意继续用心去感动，用情去感化，用更优质的护理服务满足广大人民群众日益增长的健康需求，使无陪伴优质护理结出更加丰硕的成果！愿我们用行动做好当下，书写未来！

编　者

2018 年 12 月